Christine Zahno

Gesundheit aus der Natur für Pferde

Innovative Methoden zur Förderung der Pferdegesundheit

tredition

Druck und Distribution im Auftrag des Autors
tredition GmbH, Heinz-Beusen-Stieg 5, 22926 Ahrensburg, Deutschland

Inhaltsverzeichnis

1. Einführung n natürliche Nahrungsergänzungsmittel

Grundlagen der Supplementierung

Die Supplementierung bei Pferden ist ein Thema, das in den letzten Jahren immer mehr an Bedeutung gewonnen hat. Pferdebesitzer und -pfleger werden zunehmend auf die Vorteile von Nahrungsergänzungsmitteln aufmerksam, die das Wohlbefinden und die Leistungsfähigkeit ihrer Tiere unterstützen können. Doch bevor man in die Welt der Nahrungsergänzungen eintaucht, ist es wichtig, die Grundlagen der Supplementierung zu verstehen.

Pferde sind von Natur aus grazende Tiere, deren Verdauungssystem darauf ausgelegt ist, kontinuierlich kleine Mengen an Gras und anderen Pflanzenstoffen aufzunehmen. Dies bietet ihnen ein breites Spektrum an Nährstoffen. In modernen Haltungsbedingungen ist diese natürliche Nahrungssituation allerdings oft eingeschränkt. Pferde, die auf begrenztem Raum leben, ausschließlich Heu oder Silage erhalten oder intensiv gearbeitet werden, können daher leicht in Situationen kommen, in denen ihre Nahrung nicht alle erforderlichen Nährstoffe in ausreichenden Mengen liefert. Hier kommen Nahrungsergänzungsmittel ins Spiel.

Die Supplementierung bei Pferden kann viele verschiedene Formen annehmen, von Vitaminen und Mineralstoffen bis hin zu Kräutern und speziellen Futtermischungen. Der erste Schritt zur erfolgreichen Supplementierung ist die Identifizierung der spezifischen Bedürfnisse des individuellen Pferdes. Dies kann durch eine Kombination aus Beobachtung, Analyse der aktuellen Fütterung und, idealerweise, durch Rücksprache mit einem Tierarzt oder Ernährungsexperten erfolgen. Ein Bluttest kann zusätzliche Einblicke in mögliche Defizite oder Überschüsse von Nährstoffen geben.

Vitamine und Mineralstoffe sind die am häufigsten verwendeten Ergänzungen. Sie spielen eine wichtige Rolle im Stoffwechsel und in der Gesamtgesundheit des Pferdes. Zum Beispiel ist Kalzium essentiell für die Knochenentwicklung und -erhaltung, während Eisen eine Schlüsselkomponente im Blut ist, das den Sauerstofftransport ermöglicht. Vitamin E und Selen sind ebenfalls von großer Bedeutung für die Muskelgesundheit und das Immunsystem.

Neben den klassischen Vitaminen und Mineralstoffen gibt es auch eine Reihe von pflanzlichen Ergänzungen, die in der Pferdefütterung immer populärer werden. Kräuter wie

Kamille, Ingwer und Ginseng werden aufgrund ihrer entzündungshemmenden, beruhigenden oder immunstärkenden Eigenschaften geschätzt. Auch Omega-3-Fettsäuren, die in Leinöl oder Fischöl enthalten sind, finden zunehmende Verwendung zur Unterstützung der Gelenkgesundheit und des Hautstoffwechsels.

Dabei sollte man aber unbedingt die richtige Dosierung beachten, denn eine Überdosierung kann ebenso schädlich sein wie ein Mangel. Zum Beispiel kann eine übermäßige Zufuhr von Selen toxisch wirken und zu schwerwiegenden gesundheitlichen Problemen führen. Daher ist es wichtig, die empfohlenen Dosierungen strikt einzuhalten und bei Unsicherheiten professionelle Beratung einzuholen.

Ein anderes entscheidendes Thema in der Supplementierung ist die Bioverfügbarkeit, die besagt, wie gut ein Nährstoff vom Körper aufgenommen und genutzt werden kann. Einige Nährstoffe, wie zum Beispiel Magnesium in bestimmten Verbindungen, haben eine höhere Bioverfügbarkeit als andere, was bedeutet, dass sie effektiver vom Körper aufgenommen werden. Auch die Futterbasis des Pferdes kann die Bioverfügbarkeit beeinflussen. Ein ausgewogenes und qualitativ hochwertiges Basisfutter kann die Aufnahme von Ergänzungsmitteln positiv begünstigen.

Ein weiterer Aspekt ist die Form der Supplemente. Diese können als Pulver, Pellets, Flüssigkeit oder in Form von Leckerlis angeboten werden. Die Akzeptanz des Supplements durch das Pferd spielt dabei eine große Rolle, denn selbst das beste Zusatzfutter ist nutzlos, wenn das Pferd es nicht frisst. Hier ist es manchmal notwendig, unterschiedliche Darreichungsformen auszuprobieren, um diejenige zu finden, die das Pferd gerne annimmt.

Auch die Interaktion der verschiedenen Ergänzungen untereinander darf nicht unterschätzt werden. Bestimmte Nährstoffe können sich in ihrer Wirkung verstärken oder behindern. Beispielsweise kann eine hohe Zinkzufuhr die Aufnahme von Kupfer hemmen und umgekehrt. Deshalb ist es ratsam, etwaige Kombinationen von Supplementen sorgfältig zu prüfen und schlimmstenfalls auf Tierärzte oder Fütterungsexperten zurückzugreifen.

Abschließend lässt sich sagen, dass die Supplementierung bei Pferden eine sinnvolle Maßnahme sein kann, um Defiziten vorzubeugen und die Gesundheit sowie Leistungsfähigkeit des Tieres zu unterstützen. Sie sollte jedoch immer individuell angepasst und gut durchdacht erfolgen. Eine sorgfältige Planung und regelmäßige Überprüfung der Ergebnisse sind dabei unerlässlich. Nur so kann man sicherstellen, dass die Ergänzungsmittel ihre gewünschte Wirkung erzielen und das Wohlbefinden des Pferdes nachhaltig fördern.

Vorteile natürlicher Ergänzungsmittel

Natürliche Nahrungsergänzungsmittel für Pferde erfreuen sich zunehmender Beliebtheit. Obwohl viele Pferde ein gesundes und ausgeglichenes Leben führen, gibt es oft Momente, in denen natürliche Ergänzungsmittel helfen können, die allgemeine Gesundheit und das Wohlbefinden zu verbessern. Diese Mittel bieten verschiedene Vorteile, die im Vergleich zu synthetischen Präparaten oft überzeugender sind und zu einer nachhaltigeren Pferdehaltung beitragen können.

Einer der herausragendsten Vorteile natürlicher Ergänzungsmittel liegt in ihrer verbesserten Verdaulichkeit und Bioverfügbarkeit. Natürliche Substanzen werden von den Pferden oftmals besser aufgenommen und verwertet, was auf die Evolution und die Anpassung an eine pflanzenbasierte Ernährung zurückzuführen ist. Pflanzenbasierte Ergänzungsmittel werden daher meist vollständig metabolisiert, wodurch sie ihre vollen Nährstoffe zur Verfügung stellen. Dies ist ein bedeutender Vorteil gegenüber synthetischen Produkten, die manchmal weniger effizient aufgenommen werden oder sogar gastrointestinale Schwierigkeiten verursachen können.

Weiterhin bietet der Einsatz natürlicher Nahrungsergänzungsmittel eine geringere Gefahr unerwünschter Nebenwirkungen. Viele synthetische Ergänzungen können, insbesondere bei langfristiger Anwendung, Nebenwirkungen hervorrufen. Diese können von milderen Symptomen wie Magen-Darm-Beschwerden bis hin zu schwerwiegenderen gesundheitlichen Problemen reichen. Natürliche Heilmittel hingegen, wenn sie sachgemäß und in den richtigen Dosen verwendet werden, zeigen ein geringeres Risiko unerwünschter Nebenwirkungen. Dies macht sie besonders attraktiv für langfristige Anwendungen, sei es zur Unterstützung der Immunsysteme, der Verdauung, der Gelenkgesundheit oder anderer körperlicher Funktionen.

Ein weiterer bedeutender Vorteil ist die holistische Unterstützung der Gesundheit des Pferdes. Natürliche Nahrungsergänzungsmittel wirken oft ganzheitlich, indem sie nicht nur ein spezifisches Problem ansprechen, sondern auch das allgemeine Wohlbefinden fördern. Zum Beispiel haben Kräuter wie Echinacea oder Thymian immunmodulierende Eigenschaften, die das Immunsystem unterstützen und gleichzeitig antioxidative Wirkungen bieten, die zur allgemeinen Gesundheit beitragen. Diese umfassenden Vorteile sind bei synthetischen Ergänzungen oft nicht vorhanden, da diese in der Regel auf einen spezifischen Wirkstoff oder eine spezifische Funktion beschränkt sind.

Ein zusätzlicher Pluspunkt ist die natürlich vorkommende Balance der Inhaltsstoffe. Pflanzen und andere natürliche Quellen enthalten oft eine komplexe Mischung aus verschiedenen Nährstoffen, sekundären Pflanzenstoffen, Enzymen und anderen bioaktiven Komponenten, die im Zusammenspiel zusätzliche Vorteile bieten. Diese synergistischen Effekte können die Wirksamkeit des Ergänzungsmittels erhöhen und eine ausgewogenere Nährstoffversorgung sicherstellen. Im Gegensatz dazu sind synthetische Ergänzungen oft isoliert und bieten nicht dieselbe Vielfalt und Komplexität an Nährstoffen.

Der ökologische Aspekt darf ebenfalls nicht vernachlässigt werden. Natürliche Nahrungsergänzungsmittel sind oft nachhaltiger und umweltfreundlicher in ihrer Produktion. Viele Pflanzen können in ökologisch verantwortungsvollen Landwirtschaftssystemen angebaut werden, was die Umweltbelastung verringert und die Biodiversität unterstützt. Synthetische Präparate hingegen erfordern in der Regel energieintensive Herstellungsprozesse und führen oft zu einer höheren Umweltbelastung durch chemische Abfallprodukte.

Natürlich muss man auch den ethischen Face mit ins Kalkül ziehen. Viele Pferdebesitzer legen großen Wert darauf, dass ihre Tiere artgerecht und möglichst natürlich gehalten werden. Der Einsatz natürlicher Nahrungsergänzungsmittel passt oft besser in diese Philosophie und kann das Vertrauen des Besitzers in die Pflegepraktiken erhöhen. Dies führt nicht nur zu einem besseren Wohlbefinden des Pferdes, sondern kann auch die Bindung zwischen Tier und Mensch stärken, was besonders in der Pferdehaltung von großer Bedeutung ist.

Ein weiterer wichtiger Punkt ist die Individualität und Anpassungsfähigkeit natürlicher Ergänzungsmittel. Jedes Pferd ist einzigartig, mit eigenen Bedürfnissen und Gesundheitsanforderungen. Natürliche Ergänzungsmittel bieten oft eine größere Flexibilität, um spezifische Bedürfnisse anzusprechen. Durch die Vielzahl an verfügbaren Kräutern, Pflanzen und natürlichen Substanzen kann eine maßgeschneiderte Unterstützung geschaffen werden, die genau auf das einzelne Tier abgestimmt ist. Dies ist häufig schwieriger mit standardisierten, synthetischen Präparaten zu erreichen.

Zusammenfassend lässt sich sagen, dass natürliche Nahrungsergänzungsmittel eine Reihe von Vorteilen bieten, die sie zu einer attraktiven Option für die Gesundheitsförderung bei Pferden machen. Vom verbesserten Nährstoffangebot über reduzierte Nebenwirkungen bis hin zur Unterstützung ganzheitlicher Gesundheit und Nachhaltigkeit gibt es viele Gründe, warum Pferdehalter und Tierärzte zunehmend auf natürliche Ergänzungsmittel setzen. Diese können dazu beitragen, die Lebensqualität der Pferde zu erhöhen und gleichzeitig die ethischen und ökologischen Überzeugungen der Besitzer zu unterstützen.

Unterschiede zu synthetischen Produkten

Natürliche Nahrungsergänzungsmittel für Pferde erfreuen sich zunehmender Beliebtheit, vor allem aufgrund ihrer vielen Vorteile im Vergleich zu synthetischen Produkten. Während synthetische Ergänzungsmittel oft auf chemischem Wege im Labor hergestellt werden, stammen natürliche Produkte aus Pflanzen, Mineralien und anderen organischen Quellen. Dieser Unterschied in der Herkunft bringt eine Vielzahl von Implikationen mit sich, die weitreichend sind und die Gesundheit und das Wohlbefinden der Pferde maßgeblich beeinflussen können.

Ein zentraler Vorteil natürlicher Nahrungsergänzungsmittel besteht darin, dass sie oft eine höhere Bioverfügbarkeit aufweisen. Das bedeutet, dass die Nährstoffe in ihrer natürlichen Form vom Körper besser aufgenommen und verwertet werden können. Bei synthetischen Produkten kann es hingegen vorkommen, dass der Körper bestimmte künstlich hergestellte Vitamine und Mineralstoffe schwieriger aufnimmt oder gar nicht verwertet. Dies liegt daran, dass natürliche Quellen oft zusätzliche Co-Faktoren und Komplexe enthalten, die in synthetischen Produkten fehlen, aber für die optimale Aufnahme und Verwertung der Nährstoffe notwendig sind.

Nicht zu unterschätzen sind auch die geringeren Nebenwirkungen und die bessere Verträglichkeit natürlicher Nahrungsergänzungsmittel. Synthetische Präparate können manchmal Unverträglichkeitsreaktionen oder Allergien auslösen, weil sie in einer Form vorliegen, die dem Körper fremd ist. Natürliche Produkte hingegen enthalten in der Regel keine künstlichen Zusatzstoffe, Farbstoffe oder Konservierungsmittel, was sie schonender für den Pferdeorganismus macht. Diese Zusätze in synthetischen Produkten können nicht nur Unverträglichkeiten verursachen, sondern auch langfristig die Gesundheit von Leber und Nieren belasten, die für die Filterung und Ausscheidung dieser Fremdstoffe zuständig sind.

Darüber hinaus spielt der ökologische Aspekt eine wesentliche Rolle. Die Herstellung synthetischer Nahrungsergänzungsmittel erfordert oft große Mengen an Energie und den Einsatz chemischer Prozesse, die die Umwelt belasten können. Natürliche Produkte stammen dagegen meist aus nachwachsenden Rohstoffen und können häufig unter umweltfreundlicheren Bedingungen produziert werden. Dies ist besonders für Pferdehalter, die einen ganzheitlichen und nachhaltigen Ansatz verfolgen, ein entscheidender Vorteil.

Ein weiterer Unterschied liegt in der Zusammensetzung der Produkte. Natürliche Nahrungsergänzungsmittel sind oft vollwertiger und bieten eine breite Palette an sekundären Pflanzenstoffen, Fettsäuren, Aminosäuren und anderen bioaktiven Substanzen, die in synthetischen Produkten nicht enthalten sind. Diese zusätzlichen Inhaltsstoffe können synergistisch wirken und damit die Gesundheitsförderung und das Wohlbefinden des Pferdes unterstützen. Zum Beispiel enthalten pflanzliche Öle neben den wichtigen Omega-3- und Omega-6-Fettsäuren auch Phytochemikalien, die entzündungshemmend und antioxidativ wirken.

Diese Stoffe sind in reinen synthetischen Fettsäurepräparaten nicht vorhanden und können so auch nicht ihre positive Wirkung entfalten.

Ein weiterer wesentlicher Punkt ist das Vertrauen und die Transparenz bei der Verwendung natürlicher Produkte. Viele Pferdehalter schätzen es, genau zu wissen, was sie ihrem Tier verabreichen. Natürliche Nahrungsergänzungsmittel bieten hier Klarheit, da sie oft aus ganzen Pflanzen, Kräutern oder Mineralien bestehen und deshalb nachvollziehbarer sind als synthetische Präparate, deren Zusammensetzung aus komplexen chemischen Formeln besteht.

Es gibt jedoch auch bestimmte Herausforderungen und Grenzen bei der Verwendung natürlicher Nahrungsergänzungsmittel. So kann es beispielsweise schwieriger sein, die genaue Dosierung der Wirkstoffe zu bestimmen, da die Konzentration der Nährstoffe in natürlichen Produkten variieren kann. Ein weiteres Problem ist die Haltbarkeit: Natürliche Produkte enthalten keine künstlichen Konservierungsstoffe und haben daher oft eine kürzere Haltbarkeitsdauer. Doch auch hier liegen Chancen, denn dies zwingt Produzenten und Anwender dazu, sorgsam und aufmerksam mit den Produkten umzugehen.

Vor allem in der Prävention und bei der Unterstützung der natürlichen Körperfunktionen haben sich natürliche Nahrungsergänzungsmittel bewährt. Gerade bei chronischen oder degenerativen Erkrankungen, bei denen eine langfristige Gabe erforderlich ist, können sie durch ihre gute Verträglichkeit und das geringe Risiko von Nebenwirkungen eine hervorragende Unterstützung bieten. Viele Pferde profitieren von der regelmäßigen Gabe von Kräutern, Ölen oder Mineralien, die helfen, Entzündungen zu hemmen, das Immunsystem zu stärken und den Körper insgesamt in Balance zu halten.

Zusammenfassend lässt sich sagen, dass natürliche Nahrungsergänzungsmittel durch ihre gute Verträglichkeit, höhere Bioverfügbarkeit und ökologische Nachhaltigkeit oft die bessere Wahl für die langfristige Unterstützung der Gesundheit von Pferden darstellen. Sie bieten eine breite Palette an Nähr- und Wirkstoffen aus natürlichen Quellen und fördern so das Wohlbefinden und die Vitalität unserer Tiere auf ganzheitliche Weise. Es liegt im Ermessen jedes Pferdehalters, die besten Optionen für sein Pferd zu wählen, wobei ein informierter und bewusster Ansatz entscheidend ist.

Überblick über gängige Ergänzungsmittel

Nahrungsergänzungsmittel haben sich in den letzten Jahren zu einem wesentlichen Bestandteil der Pferdefütterung entwickelt, da Pferdehalter bestrebt sind, das Wohlbefinden ihrer Tiere zu optimieren. Dieser Überblick soll Ihnen die verschiedenen Arten von Ergänzungsmitteln näherbringen, ihre Zwecke erläutern und wie sie am besten angewendet werden können, um die Gesundheit und das Wohlbefinden Ihres Pferdes zu unterstützen.

Eines der bekanntesten und häufigsten Nahrungsergänzungsmittel ist das Mineralfutter. Pferde benötigen eine Vielzahl an Mineralien, um eine optimale Gesundheit zu gewährleisten. Dazu gehören Calcium, Phosphor, Magnesium, Zink und Kupfer. Diese Mineralien sind essentiell für den Knochenaufbau, die Muskelkontraktion, das Nervensystem und eine Vielzahl biochemischer Prozesse. Mineralfutter wird in Form von Pellets, Pulver oder als mineralisierte Lecksteine angeboten und stellt sicher, dass die Tiere keine Mängel erleiden, die zu gesundheitlichen Problemen führen könnten.

Vitamine sind ein weiterer wichtiger Aspekt der Pferdefütterung. Besonders die Vitamine A, D, und E sind von Bedeutung. Vitamin A unterstützt das Sehvermögen, das

Immunsystem und die Fortpflanzungsfunktion. Vitamin D ist unerlässlich für die Kalziumaufnahme und somit für eine gesunde Knochenentwicklung. Vitamin E, bekannt für seine antioxidativen Eigenschaften, schützt die Zellen vor Schäden und unterstützt das Immunsystem. Diese Vitamine können über die Nahrung, aber auch über spezifische Vitaminergänzungen zugeführt werden, um sicherzustellen, dass Pferde ausreichend versorgt sind, insbesondere während der Wintermonate oder wenn frisches Grünfutter nicht verfügbar ist.

Omega-3- und Omega-6-Fettsäuren sind ebenfalls wichtige Ergänzungsmittel, die zur Unterstützung der Gelenkgesundheit, Haut- und Fellbeschaffenheit sowie der Herz-Kreislauf-Gesundheit beitragen. Diese Fettsäuren kommen häufig in Pflanzenölen wie Leinsamenöl, Fischöl oder Hanföl vor. Sie helfen, entzündliche Prozesse zu reduzieren und können besonders nützlich sein für Pferde, die zu Allergien oder Hautproblemen neigen.

Probiotika und Präbiotika haben in der Pferdefütterung an Popularität gewonnen, da sie das Verdauungssystem unterstützen und die Aufnahme von Nährstoffen verbessern können. Probiotika sind lebende Mikroorganismen, die das Gleichgewicht der Darmflora fördern und schädliche

Bakterien verdrängen. Präbiotika hingegen sind nicht verdauliche Nahrungsbestandteile, die das Wachstum und die Aktivität gesundheitsfördernder Bakterien im Darm anregen. Diese Ergänzungsmittel können besonders bei stressbedingten Verdauungsproblemen oder nach Antibiotikabehandlungen hilfreich sein.

Verdauliche Rohfaserquellen wie Rübenschnitzel, Luzerne oder Heucobs sind ebenfalls wertvolle Ergänzungen. Sie unterstützen die Darmgesundheit und helfen, die Verdauung zu regulieren. Besonders bei älteren Pferden oder solchen mit Zahnproblemen sind solche Ergänzungsmittel von großer Bedeutung, da sie leichter zu kauen und zu verdauen sind als herkömmliches Heu.

Kräuter und pflanzliche Extrakte gehören zu den ältesten natürlichen Heilmitteln und finden auch in der Pferdeernährung breite Anwendung. Beliebte Kräuter wie Brennnessel, Kamille, Ingwer, Teufelskralle und Mariendistel unterstützen verschiedene Aspekte der Pferdegesundheit, von der Entgiftung der Leber über die Linderung von Entzündungen bis hin zur Beruhigung bei nervösen Tieren. Die richtige Kombination und Dosierung von Kräutern kann dazu beitragen, die Lebensqualität Ihres Pferdes nachhaltig zu verbessern.

Elektrolyte sind spezielle Ergänzungsmittel, die insbesondere bei hoher Belastung oder heißem Wetter wichtig sind. Pferde verlieren beim Schwitzen Elektrolyte wie Natrium, Chlorid und Kalium, die für die Aufrechterhaltung des Flüssigkeitshaushalts und der Muskel- und Nervenfunktion unerlässlich sind. Durch die gezielte Gabe von Elektrolyten kann das Gleichgewicht rasch wiederhergestellt werden, was besonders bei Sportpferden von großer Bedeutung ist.

Aminosäuren, als Bausteine der Proteine, sind ebenfalls unverzichtbar. Besonders wichtige Aminosäuren wie Lysin, Methionin und Threonin sind oft in hochqualitativen Ergänzungsmitteln enthalten und unterstützen den Muskelaufbau, die Regeneration und die allgemeine Gesundheit.

Ein ebenfalls oft eingesetztes Nahrungsergänzungsmittel sind natürliche Antioxidantien wie Vitamin C und Selen. Diese spielen eine wichtige Rolle beim Schutz der Zellen vor oxidativem Stress, fördern das Immunsystem und unterstützen generell die allgemeine Widerstandskraft gegen Krankheiten.

Zusammenfassend lässt sich sagen, dass die Auswahl an verfügbaren Nahrungsergänzungsmitteln für Pferde sehr vielfältig und umfangreich ist. Die genaue Zusammensetzung der Futterration und die Bedürfnisse Ihres Pferdes sollten immer individuell betrachtet werden. Eine enge Zusammenarbeit mit einem Tierarzt oder einem Fütterungsberater kann Ihnen helfen, die richtigen Produkte auszuwählen und so die Gesundheit und Leistungsfähigkeit Ihres Pferdes zu unterstützen. Mit einem bewussten und informierten Ansatz können Sie die Vorteile von Nahrungsergänzungsmitteln voll ausschöpfen und Ihrem Pferd ein glückliches und gesundes Leben ermöglichen.

Sicherheitsaspekte und Qualitätskontrolle

Die Sicherheit und Qualität von Nahrungsergänzungsmitteln und natürlichen Heilmitteln für Pferde sind von größter Bedeutung, um sicherzustellen, dass die Tiere gesund bleiben und von diesen Produkten profitieren. Bei der Auswahl und Anwendung solcher Mittel spielen verschiedene Aspekte eine Rolle, die Pferdebesitzer und -züchter im Auge behalten sollten.

Zunächst ist es wichtig zu verstehen, dass natürliche nicht gleichbedeutend mit sicher ist. Obwohl natürliche

Nahrungsergänzungsmittel und Heilmittel meist aus pflanzlichen oder anderen natürlichen Quellen stammen, können sie dennoch Nebenwirkungen haben oder Wechselwirkungen mit anderen Medikamenten und Nahrungsergänzungen verursachen. Pferde besitzen ein anderes Stoffwechselsystem als Menschen, und was für den Menschen sicher ist, kann bei Pferden schwerwiegende Probleme verursachen. Daher sollten Pferdebesitzer immer sicherstellen, dass sie gründlich recherchieren und im Idealfall einen Tierarzt konsultieren, bevor sie neue Ergänzungsmittel einführen.

Die Qualitätssicherung beginnt beim Hersteller. Seriöse Hersteller von Nahrungsergänzungsmitteln und Heilmitteln unterziehen ihre Produkte strengen Qualitätskontrollen. Dabei sollten sie auf gute Herstellungspraxis (Good Manufacturing Practice, GMP) achten, welche sicherstellt, dass Produkte konsistent in ihrer Qualität sind und den vorgeschriebenen Standards entsprechen. Es ist entscheidend, dass alle Inhaltsstoffe korrekt deklariert und keine schädlichen Verunreinigungen enthalten sind. Verbraucher sollten darauf achten, dass die von ihnen gewählten Produkte zertifiziert sind und aus vertrauenswürdigen Quellen stammen.

Ein weiterer wichtiger Aspekt sind die Bezugsquellen. Produkte, die über zuverlässige und bekannte Händler oder Tierbedarfsläden bezogen werden, haben meist eine höhere Wahrscheinlichkeit, qualitativ hochwertig zu sein. Der Kauf über das Internet kann riskant sein, wenn die Quelle nicht vertrauenswürdig ist. Gefälschte oder minderwertige Produkte können Risiken bergen, die von ineffektiven bis hin zu schädlichen Wirkungen reichen.

Ein häufig übersehener Aspekt der Qualitätssicherung ist die Lagerung. Nahrungsergänzungsmittel und Heilmittel sollten immer gemäß den Anweisungen des Herstellers gelagert werden. Viele Produkte erfordern kühle, trockene Bedingungen, um ihre Wirksamkeit zu behalten. Ein unsachgemäß gelagertes Produkt kann seine Wirksamkeit verlieren oder gar schädlich werden. Es ist ebenfalls wichtig, das Verfallsdatum zu beachten und abgelaufene Produkte nicht zu verwenden, da deren chemische Zusammensetzung sich verändert haben könnte.

Die individuelle Anfälligkeit eines Pferdes gegenüber bestimmten Inhaltsstoffen ist ein weiterer Sicherheitsaspekt. Jedes Pferd ist anders, und was für ein Pferd gut ist, kann für ein anderes möglicherweise nicht geeignet sein. Allergische Reaktionen oder Unverträglichkeiten sind nicht ausgeschlossen, weshalb es ratsam ist, bei der Einführung eines neuen Mittels zunächst mit einer kleinen Dosis zu beginnen und das Pferd genau zu beobachten. Sollte es Anzeichen von Unwohlsein oder gesundheitlichen Problemen geben, ist es ratsam, die Verwaltung des Mittels sofort abzubrechen und einen Tierarzt zu konsultieren.

Überdosierung ist ein häufiges Problem bei Nahrungsergänzungsmitteln, nicht nur bei Menschen, sondern auch bei Pferden. Viele Pferdebesitzer denken, dass "mehr besser" ist, was jedoch weit von der Wahrheit entfernt ist. Eine zu hohe Dosierung kann toxisch sein und ernste gesundheitliche Folgen für das Pferd haben. Es ist daher essenziell, sich strikt an die Dosierungsempfehlungen des Herstellers oder Tierarztes zu halten und niemals die empfohlene Menge zu überschreiten.

Ein weiterer wichtiger Punkt zu beachten ist die Wechselwirkung mit anderen Medikamenten oder Nahrungsergänzungsmitteln. Bestimmte Kombinationen von Substanzen können negative Interaktionen hervorrufen, die von der Abschwächung der Wirksamkeit bis hin zu ernsthaften gesundheitlichen Problemen reichen. Daher ist es entscheidend, den Tierarzt über alle anderen Medikamente oder Ergänzungen zu informieren, die das Pferd einnimmt, bevor ein neues Produkt eingeführt wird.

Zusammenfassend erfordert die Anwendung von Nahrungsergänzungsmitteln und natürlichen Heilmitteln bei Pferden ein hohes Maß an Umsicht und Verantwortungsbewusstsein. Die Sicherheit und Qualität dieser Produkte können nur durch gründliche Recherche, Konsultation mit Fachleuten und strikte Einhaltung der Anwendungshinweise gewährleistet werden. Pferdebesitzer sollten sich stets bewusst sein, dass sie mit der Gesundheit ihrer Tiere umgehen und daher nichts dem Zufall überlassen dürfen. Nur so kann sichergestellt werden, dass die Tiere von den positiven Effekten dieser Mittel profitieren, ohne unnötigen Risiken ausgesetzt zu sein.

2. Grundlagen der Ernährung für Pferde, Ponys und Esel

Grundbedürfnisse und Ernährungsanforderungen

Pferde, Ponys und Esel haben spezifische Grundbedürfnisse und Ernährungsanforderungen, die sich aus ihrer natürlichen Lebensweise und ihrer biologischen Zusammensetzung ergeben. Die Geschichte dieser Tiere zeigt uns, dass sie in freier Wildbahn als Steppentiere über weite Strecken wandern, um Nahrung zu finden. Ihre Verdauung ist daher auf eine kontinuierliche Aufnahme von kleinen Mengen an faserreicher Nahrung, wie Gräser, Kräuter und Blätter, ausgelegt. Dies hat grundlegende Implikationen für die artgerechte Fütterung und Pflege dieser Tiere.

Der Verdauungsapparat von Pferden und ihren Verwandten ist speziell darauf ausgelegt, große Mengen an Rohfasern zu verarbeiten. Im Vergleich zu anderen Säugetieren haben diese Tiere einen relativ kleinen Magen, der nur etwa 8-15 Liter fasst. Der Großteil der Verdauung erfolgt im Darmtrakt, speziell im Blinddarm und Dickdarm, wo die Mikroorganismen die Fasern fermentieren und in für das

Tier nutzbare Energie umwandeln. Hierbei ist es wichtig, dass das Futter kontinuierlich verabreicht wird, da dies der natürlichen Fressweise entspricht und Magendarm-Problemen, wie Koliken, vorbeugen kann.

Eine ausreichende Versorgung mit frischem Wasser ist ebenso unerlässlich. Ein erwachsenes Pferd benötigt in der Regel zwischen 20 und 40 Litern Wasser pro Tag, abhängig von Temperatur, Luftfeuchtigkeit und Aktivitätsniveau. Wasser unterstützt die Verdauungsprozesse, die Nierenfunktion und den Stoffwechsel und trägt zur allgemeinen Gesundheit und Leistungsfähigkeit bei.

Die Grundbestandteile einer ausgewogenen Ernährung für Pferde, Ponys und Esel umfassen primär Raufutter wie Heu, frisches Gras und gegebenenfalls Silage. Heu sollte von guter Qualität sein, mit einem angenehmen Geruch und ohne sichtbaren Schimmel oder Staub. Es dient als Basisration und liefert essentielle Rohfasern, die für die Darmgesundheit wichtig sind. Gras bietet frische Vitamine und Mineralstoffe und zusätzlich einen hohen Wasseranteil, was zur Hydrierung des Tieres beiträgt.

Kraftfutter, wie Hafer, Gerste, Mais und spezielle Pelletmischungen, kann bei erhöhtem Energiebedarf – beispielsweise bei Sport- und Arbeitspferden sowie bei trächtigen oder laktierenden Stuten – hilfreich sein. Allerdings muss die Menge sorgfältig angepasst und überwacht werden, um Übergewicht und Stoffwechselstörungen, wie das Equine Metabolische Syndrom oder Hufrehe, zu vermeiden. Die Beigabe von Kraftfutter sollte stets in Relation zur erbrachten Leistung und dem allgemeinen Gesundheitszustand des Pferdes gesehen werden.

Neben der Raufutter- und Kraftfutterversorgung spielen Mineralstoffe und Vitamine eine wichtige Rolle. Diese Nährstoffe sind entscheidend für eine Vielzahl von Körperfunktionen, einschließlich Knochenstruktur, Muskelarbeit und Immunsystem. Mineralstoffmängel können zu ernsthaften Gesundheitsproblemen führen, weshalb eine regelmäßige Analyse und, falls nötig, die Gabe von Ergänzungsfuttermitteln sinnvoll sein können. Typische Ergänzungen umfassen Mineralstofflecksteine, Vitaminpräparate und spezifische Zusatzfuttermittel, die auf die individuellen Bedürfnisse des Tieres abgestimmt sind.

Ein weiterer wichtiger Aspekt ist die Futterhygiene. Futtermittel sollten stets sauber und frei von Verunreinigungen, wie Schimmel, Bakterien oder Schädlingen, aufbewahrt werden. Unsachgemäß gelagerte oder verunreinigte Futtermittel können gesundheitliche Probleme verursachen, von

Verdauungsstörungen bis hin zu schwerwiegenden Vergiftungen.

Fütterungspraktiken sollten den natürlichen Fressgewohnheiten entsprechen. Das bedeutet, dass die Tiere über den Tag verteilt kleinere Futtermengen erhalten sollten, anstatt große Portionen auf einmal. Dies kann durch die Verwendung von Heunetzen oder Futterautomaten unterstützt werden. Die Haltung spielt ebenfalls eine wesentliche Rolle: Bewegungsmangel kann zu Übergewicht und diversen gesundheitlichen Problemen führen, während regelmäßige Bewegung und Weidegang die Verdauung fördern und das allgemeine Wohlbefinden steigern.

Zusammenfassend lässt sich sagen, dass eine artgerechte und ausgewogene Fütterung, ergänzt durch sauberes Trinkwasser, Mineralstoffe und Vitamine sowie eine saubere und adäquate Aufbewahrung der Futtermittel, essenziell für die Gesundheit und das Wohlbefinden von Pferden, Ponys und Eseln ist. Eine kontinuierliche Beobachtung und Anpassung der Futterration kann helfen, gesundheitlichen Problemen vorzubeugen und sicherzustellen, dass die Tiere ihre Bedürfnisse bestmöglich erfüllt bekommen.

Bedeutung von Vitaminen und Mineralstoffen

Vitamine und Mineralstoffe sind essenzielle Nährstoffe, die für die Gesundheit und das Wohlbefinden von Pferden, Ponys und Eseln unverzichtbar sind. Ihr Einfluss auf zahlreiche körperliche Funktionen ist umfassend, und ein Mangel oder Überschuss kann zu erheblichen gesundheitlichen Problemen führen. Vitamine sind organische Verbindungen, die der Körper in kleinen Mengen benötigt, um zu wachsen, Gewebe zu reparieren, Energie zu erzeugen und das Immunsystem zu unterstützen. Mineralstoffe hingegen sind anorganische Elemente, die ebenfalls in geringen Mengen notwendig sind, um ähnliche Funktionen zu erfüllen, darunter die Stärkung von Knochen, Zähnen und die Regulation des Stoffwechsels.

Vitamine unterteilen sich in zwei große Gruppen: die fettlöslichen und die wasserlöslichen Vitamine. Zu den fettlöslichen Vitaminen zählen A, D, E und K, welche im Fettgewebe und der Leber gespeichert werden können. Vitamin A ist besonders wichtig für das Sehvermögen, das Immunsystem und die Fortpflanzung. Ein Mangel kann zu Nachtblindheit und einer höheren Anfälligkeit für Infektionen führen. Vitamin D spielt eine zentrale Rolle im Kalziumstoffwechsel und Knochenaufbau. Bei einer

Unterversorgung drohen Rachitis und Osteoporose, während ein Überschuss Kalzifikationen in Weichteilen verursachen kann. Vitamin E ist ein starkes Antioxidans, das Zellmembranen schützt, den Muskelstoffwechsel unterstützt und Entzündungen reduziert. Ein Mangel kann zu Muskelschwäche und Nervenschäden führen. Vitamin K ist für die Blutgerinnung unerlässlich, und sein Fehlen kann zu schwerwiegenden Blutungskomplikationen führen.

Zu den wasserlöslichen Vitaminen gehören die Vitamine des B-Komplexes und Vitamin C. Diese können im Körper nicht gespeichert werden und müssen daher regelmäßig über die Nahrung aufgenommen werden. B-Vitamine sind für den Energiestoffwechsel und die Funktionsfähigkeit des Nervensystems essentiell. Vitamin B1 (Thiamin) unterstützt die Kohlenhydratverwertung und den Energiestoffwechsel. Ein Mangel kann zu Appetitlosigkeit, Gewichtsverlust und neurologischen Störungen führen. Vitamin B2 (Riboflavin) ist für die Energieproduktion und den Abbau von Fetten, Arzneimitteln und Steroiden notwendig. Ein Mangel kann Hauterkrankungen und Schleimhautentzündungen verursachen. Vitamin B6 (Pyridoxin) ist unabdingbar für den Protein-, Kohlenhydrat- und Fettstoffwechsel und die Produktion von Neurotransmittern. Ein Mangel kann zu Anämie und neurologischen Problemen führen. Vitamin B12 (Cobalamin) spielt eine zentrale Rolle bei der Blutbildung und dem Nervensystem. Sein Fehlen kann zu schweren

Anämien und neurologischen Störungen führen. Vitamin C ist ein Antioxidans und fördert die Wundheilung und die Eisenaufnahme. Obwohl Pferde in der Lage sind, Vitamin C in der Leber zu synthetisieren, kann Stress den Bedarf erhöhen.

Mineralstoffe sind in Makro- und Mikroelemente unterteilt. Zu den Makroelementen gehören Kalzium, Phosphor, Kalium, Natrium, Chlorid und Magnesium. Kalzium und Phosphor sind besonders wichtig für das Wachstum und die Erhaltung von Knochen und Zähnen. Ein Missverhältnis zwischen diesen beiden Mineralstoffen kann zum einen Osteoporose und zum anderen Nierensteine verursachen. Kalium reguliert die Muskel- und Nervenfunktion und den Wasserhaushalt. Ein Mangel kann Schwäche, Lethargie und Krämpfe zur Folge haben. Natrium und Chlorid regulieren den Flüssigkeits- und Elektrolythaushalt und sind unerlässlich für die Verdauung. Ein Mangel kann zu Dehydrierung und Muskelkrämpfen führen. Magnesium ist wichtig für die Muskel- und Nervenfunktion, und ein Mangel kann zu Muskelzittern und Krämpfen führen.

Zu den Mikroelementen gehören Eisen, Kupfer, Zink, Mangan, Selen, Jod und Kobalt. Eisen ist ein wesentlicher Bestandteil des Hämoglobins im Blut und daher unerlässlich für den Sauerstofftransport. Ein Mangel kann Anämie und Müdigkeit verursachen. Kupfer ist wichtig für die Entwicklung des Bindegewebes und des Nervensystems. Ein Kupfermangel kann zu Wachstumsstörungen und Knochenbrüchigkeit führen. Zink ist für die Hautgesundheit und das Immunsystem wichtig. Ein Mangel kann Hautläsionen und Infektanfälligkeit verursachen. Mangan unterstützt die Knochenentwicklung und den Energiestoffwechsel. Ein Mangel kann Wachstumsprobleme und Gelenkschäden verursachen. Selen ist ein starkes Antioxidans und unterstützt das Immunsystem sowie die Schilddrüsenfunktion. Sowohl ein Mangel als auch ein Überschuss können schwerwiegende gesundheitliche Probleme verursachen, von Muskelschwäche bis hin zu Selenvergiftungen. Jod ist essentiell für die Schilddrüsenhormonsynthese, und sein Fehlen kann Kropf und Hypothyreose verursachen. Kobalt ist für die Vitamin B12-Synthese notwendig und ein Mangel führt zu Wachstumsstörungen und Blutarmut.

Die Versorgung mit Vitaminen und Mineralstoffen erfolgt in erster Linie durch das Futter. Weidegras ist eine reiche Quelle, doch die Qualität und der Nährstoffgehalt von Heu können stark variieren, abhängend von Schnittzeitpunkt und Lagerung. Ergänzungsfutter und kommerzielle Mineralstoffmischungen können Defizite ausgleichen, aber es ist wichtig, diese gezielt und nicht überdosiert einzusetzen, um Vergiftungen zu vermeiden. Eine regelmäßige Beurteilung

des Ernährungszustands durch Tierärzte und Ernährungsexperten ist unerlässlich, um die Gesundheit und Leistungsfähigkeit von Pferden, Ponys und Eseln langfristig zu si-
chern.

Makro- und Mikronährstoffe

Pferde, Ponys und Esel sind beeindruckende Tiere, deren
Ernährungsbedürfnisse sorgfältig berücksichtigt werden
müssen, um ihre Gesundheit und Leistungsfähigkeit zu si-
chern. Ein grundlegendes Verständnis der Ernährung erfordert eine genaue Betrachtung von Makro- und Mikronährstoffen, die essenziell für das Wohlbefinden dieser Tiere
sind. Makronährstoffe, bestehend aus Kohlenhydraten, Proteinen und Fetten, bilden die Hauptbestandteile ihrer Nahrung und liefern die notwendige Energie und Baustoffe für
Körperfunktionen. Mikronährstoffe, wie Vitamine und Mineralstoffe, sind ebenso essenziell, obwohl sie in geringeren
Mengen benötigt werden, um lebenswichtige biochemische
Prozesse zu unterstützen.

Kohlenhydrate sind die Hauptquelle für Energie bei Pferden. Sie werden hauptsächlich in Form von Fasern und Stärken aufgenommen. Fasern sind überaus wichtig für eine

gesunde Verdauung, da sie die Darmflora unterstützen und die Peristaltik anregen. Gesunde, gut durchgekaute Fasern sorgen auch für eine langsame und gleichmäßige Freisetzung von Energie, was besonders für Freizeitpferde von Bedeutung ist. Stärken hingegen werden schneller verdaut und sind daher eine wichtige Energiequelle für Pferde, die intensiver arbeiten. Dabei ist zu beachten, dass ein Übermaß an leicht verdaulichen Kohlenhydraten zu gesundheitlichen Problemen wie Koliken und Hufrehe führen kann.

Proteine sind wichtig für Wachstum, Reparatur und Erhalt von Geweben. Sie bestehen aus Aminosäuren, die als Bausteine fungieren. Einige Aminosäuren sind essenziell, das heißt, sie können vom Körper nicht selbst synthetisiert werden und müssen über die Nahrung aufgenommen werden. Gute Proteinquellen für Pferde sind hochwertige Futtermittel wie Luzerne und Sojabohnenmehl. Ein Mangel an Protein kann zu Wachstumsstörungen, Muskelabbau und einer allgemein schlechten Gesundheit führen. Andererseits kann ein Übermaß an Proteinen die Nieren belasten und zu einer höheren Ammoniakproduktion im Stall führen, was die Atemwege der Pferde schädigen kann.

Fette sind eine äußerst effiziente Energiequelle und liefern doppelt so viel Energie pro Gramm wie Kohlenhydrate oder Proteine. Während sie langsamer verdaut werden, haben sie den Vorteil, dass sie eine stabile und langanhaltende Energieversorgung gewährleisten. Zudem spielen Fette eine bedeutende Rolle bei der Absorption fettlöslicher Vitamine (A, D, E und K) und tragen zur Gesundheit von Haut und Fell bei. Omega-3- und Omega-6-Fettsäuren sind ebenfalls wichtig, um entzündliche Prozesse im Körper zu regulieren.

Vitamine sind organische Verbindungen, die in kleinen Mengen benötigt werden, um viele biologische Prozesse zu steuern. Zu den wichtigsten Vitaminen für Pferde gehören die Vitamine A, D, E und K. Vitamin A ist essenziell für die Sehkraft, das Immunsystem und die Fortpflanzung. Es wird meist aus Beta-Carotin im Grünfutter gewonnen. Ein Mangel an Vitamin A kann zu Sehproblemen und erhöhter Infektionsanfälligkeit führen. Vitamin D wird durch Sonnenlicht in der Haut synthetisiert und ist wichtig für den Kalzium- und Phosphorstoffwechsel. Es unterstützt die Knochenentwicklung und -erhaltung. Ein Mangel kann zu Knochenschwäche und Wachstumsstörungen führen. Vitamin E fungiert als Antioxidans und schützt die Zellen vor Schäden durch freie Radikale. Es ist auch unerlässlich für die Muskulatur. Vitamin K ist für die Blutgerinnung wichtig.

Mineralstoffe werden in Mengenelemente und Spurenelemente unterteilt. Mengenelemente wie Kalzium, Phosphor,

Magnesium, Natrium und Kalium werden in größeren Mengen benötigt. Kalzium und Phosphor sind von entscheidender Bedeutung für die Knochen- und Zahngesundheit. Das Verhältnis dieser beiden Mineralstoffe sollte durch das Futter sorgfältig abgestimmt werden, um Skeletterkrankungen zu vermeiden. Magnesium ist wichtig für die Muskelfunktion und das Nervensystem. Ein Mangel kann zu Muskelzittern und Krampfanfällen führen. Natrium und Kalium sind Elektrolyte, die für den Wasserhaushalt und die Muskelkontraktion notwendig sind.

Spurenelemente, zu denen Zink, Kupfer, Mangan, Eisen, Selen und Jod gehören, sind in kleineren Mengen erforderlich, haben aber dennoch bedeutende Funktionen. Zink ist entscheidend für die Hautgesundheit, das Immunsystem und die Wundheilung. Ein Mangel kann zu Hautproblemen und Infektionsanfälligkeit führen. Kupfer ist notwendig für die Bildung des Hämoglobins und den Energietransport in den Zellen. Mangan ist wichtig für den Knochenstoffwechsel und die Produktion von Gelenkschmiere. Eisen ist essenziell für den Sauerstofftransport im Blut und Selen schützt zusammen mit Vitamin E die Zellen vor oxidativem Stress. Jod ist notwendig für die Schilddrüsenfunktion und den Energiestoffwechsel.

Zusammenfassend lässt sich sagen, dass eine ausgewogene Ernährung, die sowohl die richtigen Mengen an Makro- als auch Mikronährstoffen enthält, für die Gesundheit und Leistungsfähigkeit von Pferden, Ponys und Eseln unerlässlich ist. Die Bedürfnisse können je nach Alter, Leistung und Gesundheitszustand variieren, weshalb es wichtig ist, jedes Tier individuell zu betrachten und gegebenenfalls die Futterrationen anzupassen.

Ernährungseinflüsse auf die Gesundheit

Die Ernährung von Pferden, Ponys und Eseln spielt eine wesentliche Rolle für ihre allgemeine Gesundheit und ihr Wohlbefinden. Sie liefert nicht nur die notwendigen Nährstoffe für Energie, Wachstum und Erhaltung, sondern beeinflusst auch direkt das Immunsystem, die Verdauung und die Funktion von Organen und Geweben. Eine gut durchdachte Ernährung kann das Risiko von Krankheiten erheblich reduzieren und die Lebensqualität der Tiere verbessern. Es ist wichtig zu verstehen, dass Pferde, Ponys und Esel unterschiedliche Anforderungen haben und individuelle Anpassungen in der Fütterung notwendig sind.

Pferde sind Pflanzenfresser und haben sich über Millionen von Jahren darauf spezialisiert, Gras und andere Pflanzenmaterialien zu fressen. Sie besitzen ein komplexes Verdauungssystem, das speziell darauf ausgelegt ist, eine kontinuierliche Zufuhr von Ballaststoffen zu verarbeiten. Der größte Teil der Verdauung erfolgt im Dickdarm, wo Mikroorganismen die Fasern aufschlüsseln und in verwertbare Energie umwandeln. Ein stabiles Darmmikrobiom ist hierfür essenziell, da Störungen zu ernsthaften gesundheitlichen Problemen wie Koliken und Hufrehe führen können.

Die Basis einer gesunden Pferdeernährung sollte aus hochwertigen Ballaststoffen in Form von Heu oder Gras bestehen, die dem natürlichen Nahrungsangebot am nächsten kommen. Ballaststoffe unterstützen nicht nur die Verdauung, sondern auch die Hydratation des Tieres, durch die Bindung von Wasser im Darm. Daneben sind auch essentielle Nährstoffe wie Proteine, Vitamine und Mineralstoffe entscheidend. Ein Mangel oder ein Überschuss kann schnell gesundheitliche Probleme hervorrufen. Zum Beispiel kann ein Kalziummangel zu Knochenschwund führen, während eine Überversorgung mit bestimmten Vitaminen toxisch sein kann.

Zusätzlich zu Heu und Gras kann Getreide als Energiequelle dienen, sollte jedoch mit Vorsicht verwendet werden.

Übermäßiger Getreidezusatz kann zu Störungen im Verdauungstrakt führen und unter anderem die Gefahr von Magengeschwüren erhöhen. Es ist wichtig, das Futter den jeweiligen Bedürfnissen und dem Aktivitätsniveau des Tieres anzupassen. Ein Sportrennpferd hat andere Ernährungsanforderungen als ein Freizeitpony oder ein alter Esel.

Ponys und Esel haben oft eine höhere Effizienz in der Verwertung von Nahrungsmitteln und sind daher anfälliger für Übergewicht, wenn sie mit denselben Futtermengen wie Pferde gefüttert werden. Bei diesen Tieren muss besonders auf die Menge und die Art des angebotenen Futters geachtet werden, um Fettleibigkeit und die damit verbundenen gesundheitlichen Risiken wie Insulinresistenz und Hufrehe vorzubeugen. Esel, die in ihren Ursprungsländern oft karge und nährstoffarme Landschaften gewohnt sind, brauchen in gemäßigten Klimazonen eine speziell angepasste Fütterung, die ihrem geringeren Nährstoffbedarf entspricht.

Ein Thema, das in der Fütterung von Pferden, Ponys und Eseln oft übersehen wird, ist die Bedeutung von Wasser. Wasser ist das wichtigste Nahrungsmittel und entscheidend für fast alle physiologischen Prozesse im Körper. Ein Mangel an frischem, sauberem Wasser kann zu Dehydration und ernsthaften gesundheitlichen Problemen führen.

Es ist wichtig, dass stets genügend Wasser zur Verfügung steht, besonders in heißen Sommermonaten oder bei hoher körperlicher Aktivität.

Auch Ergänzungsfuttermittel spielen eine immer größere Rolle und können gezielt eingesetzt werden, um die Ernährung anzupassen und bestimmte gesundheitliche Ziele zu erreichen. Beispiele sind zusätzliche Mineralien oder spezifische Ergänzungen wie Probiotika zur Förderung einer gesunden Darmflora. Die Verwendung solcher Präparate sollte allerdings immer gut überlegt und gegebenenfalls mit einem Tierarzt abgesprochen werden, um Überversorgungen oder Wechselwirkungen zu vermeiden.

Die Kontrolle der Futterqualität ist ein weiterer wichtiger Aspekt. Heu und Silage können zum Beispiel Schimmelpilze oder Giftpflanzen enthalten, die gravierende gesundheitliche Probleme auslösen können. Regelmäßige Kontrollen und Analysen des Futters können helfen, dieses Risiko zu minimieren.

Schlussendlich ist es ebenfalls von Bedeutung, die Fütterungszeiten und -methoden zu berücksichtigen. Pferde sind dafür ausgelegt, den Großteil des Tages mit der Nahrungsaufnahme zu verbringen. Lange Fresspausen können zu Stress und gesundheitlichen Problemen wie

Magengeschwüren führen. Eine gleichmäßige Verteilung der Futtermenge über den Tag hinweg kann helfen, diese Risiken zu reduzieren und das Wohlbefinden des Tieres zu fördern.

Die Berücksichtigung all dieser Faktoren bei der Ernährung von Pferden, Ponys und Eseln kann dazu beitragen, Gesundheit und Leistungsvermögen zu optimieren und das Risiko von Krankheiten zu minimieren. Eine gut durchdachte und ausgewogene Ernährung ist somit ein fundamentaler Bestandteil der Pferdepflege.

Vermeidung von Ernährungsfehlern

Die Vermeidung von Ernährungsfehlern bei Pferden, Ponys und Eseln ist ein essentieller Bestandteil der Tierhaltung und -pflege. Eine falsche Ernährung kann schwerwiegende gesundheitliche Folgen haben und das Wohlbefinden sowie die Leistungsfähigkeit der Tiere erheblich beeinträchtigen. In diesem Kontext ist es wichtig, grundlegende Prinzipien zu beachten, um Ernährungsfehler zu vermeiden und somit die optimale Gesundheit der Tiere sicherzustellen.

Ein häufiger Ernährungsfehler ist die Überfütterung, insbesondere mit energiereichem Futter wie Getreide. Pferde sind von Natur aus darauf ausgelegt, viele Stunden am Tag kleine Mengen an Rohfaser aufzunehmen, die in Gras und Heu enthalten ist. Wird diese natürliche Futtergrundlage durch reichlich Getreide oder Kraftfutter ersetzt, kann dies zu einem Übermaß an Energiezufuhr führen. Als Folge können Fettleibigkeit, Stoffwechselstörungen und sogar lebensbedrohliche Krankheiten wie Hufrehe entstehen. Es ist daher entscheidend, die Futtermenge und -zusammensetzung an den tatsächlichen Energiebedarf des Tieres anzupassen, der von Faktoren wie Alter, Rasse, Nutzungsart und Gesundheitszustand abhängt.

Parallel zur Überfütterung stellt auch die Unterversorgung mit essenziellen Nährstoffen einen bedeutenden Ernährungsfehler dar. Pferde benötigen eine ausgewogene Kombination aus Kohlenhydraten, Eiweiß, Fett, Vitaminen und Mineralstoffen. Ein Mangel an diesen Nährstoffen kann zu diversen gesundheitlichen Problemen führen. Beispielsweise kann ein Calciummangel die Knochenstabilität beeinträchtigen, während ein Defizit an Vitamin E und Selen Muskelschwäche verursacht. Bei der Erstellung eines Futterplans sollte daher die Nährstoffzusammensetzung des verfügbaren Futters analysiert und gegebenenfalls durch gezielte Ergänzungsmittel optimiert werden.

Ein weiterer typischer Fehler besteht in der mangelnden Berücksichtigung der Futterqualität. Verschmutztes oder schimmeliges Heu und Futter können dazu führen, dass das Tier krank wird. Es ist daher wichtig, stets auf die Qualität des Futters zu achten und sicherzustellen, dass es frei von Verunreinigungen ist. Dies gilt insbesondere für Heu und Stroh, die die Hauptbestandteile der Nahrung von Pferden darstellen. Schimmelpilze und Milben in diesen Futtermitteln können Allergien und Atemwegserkrankungen auslösen, was durch eine sorgfältige Lagerung und regelmäßige Kontrolle vermieden werden kann.

Die Futtermenge sollte ebenfalls auf die Fressgewohnheiten und Bedürfnisse des Tieres abgestimmt sein. Eine plötzliche oder drastische Futterumstellung kann das Verdauungssystem des Pferdes empfindlich stören und zu Darmproblemen wie Koliken führen. Daher sollte jegliche Änderung im Futterplan schrittweise erfolgen. Eine langsame Anpassung erlaubt dem Verdauungstrakt, sich an das neue Futter zu gewöhnen und reduziert das Risiko gesundheitlicher Komplikationen.

Neben der quantitativen und qualitativen Futterzusammenstellung spielt der Zugang zu sauberem Wasser eine zentrale Rolle. Pferde benötigen kontinuierlich Zugang zu frischem, sauberem Wasser, da Flüssigkeitsmangel schnell zu Dehydration und weiteren gesundheitlichen Problemen führen kann. Besonders im Sommer und bei intensiver körperlicher Belastung muss der Wasserbedarf der Tiere überprüft und sichergestellt werden, dass jederzeit ausreichend Wasser zur Verfügung steht.

Die Ernährungsroutine eines Pferdes sollte auch in Bezug auf die Fütterungszeiten beständig sein. Regelmäßige Fütterung in festen Intervallen stabilisiert den Verdauungstrakt und verhindert stressbedingte Verdauungsprobleme. Dies betrifft insbesondere Pferde, die stressanfällig sind oder in einem intensiven Trainingsprogramm stehen. Unregelmäßige Fütterung kann zu nervösen Verhaltensweisen und gesundheitlichen Beeinträchtigungen führen.

Man darf die Bedeutung der Ballaststoffe in der Pferdeernährung nicht unterschätzen. Pferde haben einen langen Verdauungstrakt, der darauf angewiesen ist, große Mengen an Ballaststoffen zu verarbeiten. Eine unzureichende Versorgung mit rohfaserreichem Futter wie Heu kann zu Verstopfungen und anderen Verdauungsproblemen führen. Daher sollte mindestens 1-1,5% des Körpergewichts eines Pferdes täglich in Form von Heu oder anderem rohfaserreichen Futter gefüttert werden.

Schließlich ist es wichtig, die individuellen Bedürfnisse jeder Tierart zu beachten. Ponys und Esel haben oft einen geringeren Energiebedarf als Pferde und sind anfälliger für Futterunverträglichkeiten und Übergewicht. Ihre Futteraufnahme sollte daher besonders sorgfältig überwacht und an ihre spezifischen Bedürfnisse angepasst werden.

Zusammenfassend lässt sich sagen, dass die Vermeidung von Ernährungsfehlern bei Pferden, Ponys und Eseln eine Kombination aus Wissen, Sorgfalt und kontinuierlicher Beobachtung erfordert. Durch eine ausgewogene, qualitativ hochwertige und bedarfsgerechte Ernährung kann die Gesundheit und das Wohlbefinden der Tiere langfristig gesichert werden.

3. Vitamine und ihre Funktionen

Fettlösliche und wasserlösliche Vitamine

Vitamine sind essentielle Mikronährstoffe, die für eine Vielzahl von biologischen Funktionen im Pferdekörper notwendig sind. Grundsätzlich unterscheidet man zwischen fettlöslichen und wasserlöslichen Vitaminen, je nachdem, in welcher Form sie im Körper gelöst und gespeichert werden. Diese Unterscheidung hat erhebliche Auswirkungen auf ihre Funktion, ihren Speichermechanismus und die Art und Weise, wie sie zugeführt werden müssen.

Zu den fettlöslichen Vitaminen zählen die Vitamine A, D, E und K. Diese Vitamine werden in den Fettdepots des Körpers gespeichert, was bedeutet, dass der Körper sie bei Bedarf aus diesen Depots abrufen kann. Dies erlaubt es Pferden, eine Reserve dieser Vitamine aufzubauen, die ihnen in Zeiten geringer Nahrungsaufnahme zur Verfügung steht. Durch ihre Speicherfähigkeit besteht jedoch auch das Risiko einer Hypervitaminose, einer Überdosierung dieser Vitamine, was zu toxischen Effekten führen kann.

Vitamin A ist bekannt für seine Rolle im Sehvorgang, insbesondere bei schlechten Lichtverhältnissen. Es ist auch wesentlich für das Zellwachstum und die Hautgesundheit. Pferde nehmen Vitamin A hauptsächlich in der Form von Beta-Carotin auf, das in grünem Blattgemüse vorkommt und im Körper in aktives Vitamin A umgewandelt wird. Ein Mangel an Vitamin A kann zu Sehstörungen, Wachstumsverzögerungen und einer verminderten Immunfunktion führen.

Vitamin D spielt eine zentrale Rolle im Kalzium- und Phosphatstoffwechsel und ist somit unverzichtbar für die Knochengesundheit und das Wachstum. Pferde können Vitamin D über die Sonnenstrahlung synthetisieren oder über das Futter aufnehmen. Ein Mangel an Vitamin D führt zu Rachitis bei Jungtieren und Osteomalazie bei Erwachsenen. Ein Übermaß an Vitamin D kann dagegen zu einer Hyperkalzämie führen, einer Erhöhung des Kalziumspiegels im Blut, die Nieren- und Herzschäden verursachen kann.

Vitamin E ist ein wichtiges Antioxidans und schützt die Zellen vor oxidativem Stress. Es spielt auch eine Rolle bei der Immunfunktion und der Muskelgesundheit. Ein Mangel an Vitamin E kann Muskelschwäche, neurologische Probleme und ein geschwächtes Immunsystem zur Folge haben. Gute

Quellen für Vitamin E sind Weidegras und hochwertiges Heu, allerdings nimmt der Gehalt in Heu bei längerer Lagerung ab.

Vitamin K ist für die Blutgerinnung essenziell. Es gibt zwei Hauptformen: K1 und K2. K1 wird hauptsächlich über grüne Pflanzen aufgenommen, während K2 von Mikroorganismen im Darm synthetisiert wird. Ein Mangel an Vitamin K ist zwar selten, kann aber zu erhöhten Blutungen und Gerinnungsproblemen führen.

Die wasserlöslichen Vitamine umfassen die Vitamine des B-Komplexes und Vitamin C. Diese Vitamine können nicht im Körper gespeichert werden und müssen daher regelmäßig mit der Nahrung zugeführt werden. Überschüssige Mengen werden mit dem Urin ausgeschieden, was das Risiko einer Überdosierung stark verringert.

Die B-Vitamine sind an zahlreichen Zellstoffwechselvorgängen beteiligt. Vitamin B1 (Thiamin) spielt eine wichtige Rolle im Kohlenhydratstoffwechsel und im Nervensystem. Ein Mangel kann zu Störungen des Nervensystems und Muskelschwäche führen. Vitamin B2 (Riboflavin) ist ebenfalls am Energiestoffwechsel beteiligt und unterstützt die Gesundheit von Haut und Augen. Vitamin B3 (Niacin) ist essenziell für die DNA-Reparatur und die Zellatmung.

Vitamin B5 (Pantothensäure) ist notwendig für die Bildung von Coenzym A, das im Energiestoffwechsel eine zentrale Rolle spielt. Vitamin B6 (Pyridoxin) ist notwendig für den Aminosäurestoffwechsel und die Bildung von Neurotransmittern. Ein Mangel an B-Vitaminen kann sich durch Appetitlosigkeit, Wachstumsstörungen, Hautprobleme und Nervenstörungen äußern.

Vitamin B12 (Cobalamin) ist besonders für die Blutbildung und die Nervenfunktion wichtig. Es wird ausschließlich von Mikroorganismen synthetisiert und kommt in ausreichenden Mengen nur in tierischen Produkten und fermentierten Pflanzen vor. Ein Mangel an Vitamin B12 kann zu Anämie und neurologischen Problemen führen.

Vitamin C, oder Ascorbinsäure, ist ein starkes Antioxidans und wichtig für die Kollagenbildung, die Wundheilung und die Stärkung des Immunsystems. Pferde können, sofern sie gesund sind, Vitamin C selbst in der Leber synthetisieren. Dennoch kann unter bestimmten Stressbedingungen oder bei Krankheit eine zusätzliche Zufuhr sinnvoll sein.

Die richtige Vorrichtung und das genaue Wissen um den Bedarf an fettlöslichen und wasserlöslichen Vitaminen sind essenziell für die Gesundheit und Leistungsfähigkeit von Pferden. Ein ausgewogenes Fütterungskonzept, das die spezifischen Bedürfnisse des jeweiligen Pferdes berücksichtigt, ist der Schlüssel zu einem gesunden und leistungsfähigen Leben.

Spezifische Vitamine und ihre Bedeutung

Vitamine spielen eine entscheidende Rolle für die Gesundheit und das Wohlbefinden von Pferden. Wie andere Säugetiere auch, benötigen Pferde eine ausgewogene Zufuhr von Vitaminen zur Unterstützung zahlreicher biologischer Prozesse. Jedes spezifische Vitamin hat einzigartige Eigenschaften und Funktionen, die es unterscheidbar und essenziell machen. Lassen Sie uns auf die Bedeutung der einzelnen Vitamine eingehen.

Vitamin A, auch als Retinol bekannt, ist für Pferde von besonderer Bedeutung. Es spielt eine wesentliche Rolle bei der Sehkraft, insbesondere bei der Anpassung der Augen an schwaches Licht. Ein Pferd, das ausreichend Vitamin A erhält, hat eine bessere Nachtsicht und eine gesündere Augengesundheit allgemein. Darüber hinaus ist Vitamin A entscheidend für das Wachstum und die Entwicklung junger Pferde. Es unterstützt die Zellteilung und -

differenzierung, was zu einer gesunden Haut und Schleimhaut führt. Auch das Immunsystem profitiert stark von Vitamin A, da es die Abwehrkräfte unterstützt und somit die Infektionsanfälligkeit reduziert.

Ein weiteres essentielles Vitamin ist Vitamin D, häufig als Sonnenvitamin bezeichnet. Pferde synthetisieren Vitamin D, wenn ihre Haut ultraviolettem Licht ausgesetzt wird. Dies ist wichtig, da Vitamin D eine Schlüsselfunktion im Kalzium- und Phosphatstoffwechsel hat. Es fördert die Aufnahme dieser Mineralstoffe im Darm und ist somit unverzichtbar für starke Knochen und Zähne. Pferde, die einen Mangel an Vitamin D haben, könnten Probleme wie Rachitis oder Knochenbrüchigkeit entwickeln. Daher ist es besonders wichtig, dass sie entweder genügend Sonnenlicht bekommen oder, falls dies nicht möglich ist, durch Nahrungsergänzungen versorgt werden.

Vitamin E ist ein starkes Antioxidans, das den Schutz der Zellmembranen unterstützt. Es schützt die Zellen vor oxidativem Stress, der durch freie Radikale verursacht wird. Dies ist besonders wichtig für die Muskulatur, da es Muskelermüdung und -schäden vorbeugt. Außerdem stärkt Vitamin E das Immunsystem und fördert die Fruchtbarkeit bei Stuten und Hengsten. Eine ausreichende Zufuhr von

Vitamin E ist auch für nervöse Pferde bedeutend, da es beruhigende Eigenschaften haben kann und die allgemeine Lebensqualität verbessert.

B-Vitamine sind eine Gruppe von Vitaminen, die zusammen eine Reihe von lebenswichtigen Funktionen erfüllen. Dazu gehören Thiamin (Vitamin B1), Riboflavin (Vitamin B2), Niacin (Vitamin B3), Pantothensäure (Vitamin B5), Pyridoxin (Vitamin B6), Biotin (Vitamin B7), Folsäure (Vitamin B9) und Cobalamin (Vitamin B12). Diese Vitamine sind entscheidend für den Energiestoffwechsel, da sie an der Umwandlung von Nährstoffen in Energie beteiligt sind. Einige von ihnen, wie Biotin, haben zusätzlich positive Effekte auf die Hufgesundheit und das Haarwachstum. Gerade in Stresssituationen oder bei hohem Energiebedarf können B-Vitamine helfen, das Leistungsniveau zu halten.

Vitamin C ist ebenfalls ein starkes Antioxidans und wichtig für die Kollagenbildung, das Protein, das für die Struktur von Haut, Blutgefäßen, Sehnen und Knochen verantwortlich ist. Bei Pferden, die viel Stress ausgesetzt sind oder an Krankheiten leiden, kann eine zusätzliche Zufuhr von Vitamin C das Immunsystem stärken und die Heilungsprozesse beschleunigen. Obwohl Pferde Vitamin C in der Regel selbst synthetisieren können, kann es in bestimmten Situationen

notwendig sein, durch Nahrungsergänzungsmittel nachzu-
helfen.

Vitamin K ist unabdingbar für die Blutgerinnung. Bei Verletzungen sorgt Vitamin K dafür, dass die Blutung gestoppt
wird und eine gesunde Wundheilung stattfinden kann. Es
gibt zudem Hinweise darauf, dass Vitamin K an der Knochengesundheit beteiligt ist, indem es die Knochenminera-
lisation fördert. Ein Mangel an Vitamin K kann zu ernsthaften Gesundheitsproblemen wie Blutungen und Knochen-
brüchen führen.

Jedes dieser Vitamine spielt somit eine einzigartige und spezialisierte Rolle im Organismus des Pferdes. Ihre ausreichende Zufuhr ist unerlässlich, um eine optimale Gesundheit und Leistungsfähigkeit zu gewährleisten. Eine ausgewogene Ernährung und gegebenenfalls gezielte Nahrungsergänzungen sind daher von entscheidender Bedeutung,
um diesen Nährstoffbedarf zu decken und die Lebensqualität der Pferde zu erhöhen. Die richtige Balance und das Verständnis der Funktionen dieser Vitamine tragen dazu bei,
dass Pferde länger gesund bleiben und ihre natürliche Vitalität erhalten bleibt.

Rolle der Vitamine bei der Prävention von Krankheiten

Vitamine spielen eine entscheidende Rolle bei der Prävention von Krankheiten bei Pferden, und ihr Einfluss auf die Gesundheit dieser Tiere kann nicht hoch genug eingeschätzt werden. Vitamine sind organische Verbindungen, die in kleinen Mengen erforderlich sind, um eine Vielzahl von physiologischen Funktionen zu unterstützen. Sie wirken als Katalysatoren in Stoffwechselprozessen, unterstützen das Immunsystem und tragen zur Erhaltung der strukturellen Integrität von Geweben bei. Ein Mangel an ausreichender Vitaminaufnahme kann zu einer Schwächung des Immunsystems führen und Pferde anfälliger für eine Vielzahl von Krankheiten machen.

Vitamin A ist beispielsweise essenziell für die Gesundheit der Haut und der Schleimhäute, die als erste Abwehrbarrieren gegen Krankheitserreger dienen. Es spielt eine wichtige Rolle bei der Aufrechterhaltung der Integrität des Sehvermögens und des Fortpflanzungssystems sowie bei der Regulierung des Zellwachstums und der Zelldifferenzierung. Ein Mangel an Vitamin A kann zu trockenen Augen, Nachtblindheit und einer erhöhten Anfälligkeit für Atemwegserkrankungen führen, da die Schleimhäute in Nase und Lunge nicht mehr richtig funktionieren. Um die Gesundheit Ihres Pferdes zu unterstützen und diese Probleme zu verhindern, sollte eine ausgewogene Fütterung mit ausreichend Vitamin A gewährleistet sein, das vor allem in grünem Blattgemüse und Karotten vorkommt.

Vitamin E fungiert als Antioxidans, das die Zellen vor schädlichen freien Radikalen schützt, die während des Stoffwechsels entstehen. Es stärkt die Immunfunktion, indem es die Gesundheit der Zellmembranen unterstützt und den oxidativen Stress im Körper reduziert. Oxidativer Stress kann zu Zellschäden und Entzündungen führen, die das Immunsystem schwächen und Infektionen begünstigen können. Vitamin E ist auch wichtig für die Muskelfunktion und kann daher bei der Prävention von Muskelkrankheiten wie der Myopathie eine Rolle spielen. Eine ausreichende Versorgung mit Vitamin E ist besonders für Zuchtstuten, Fohlen und ältere Pferde von Bedeutung, da deren Bedürfnisse erhöht sein können. Geeignete Quellen für Vitamin E sind Weizenkleie, Samen und Nüsse.

Vitamin C ist ein weiterer bedeutender Mikronährstoff für Pferde, auch wenn ihr Körper es in der Regel selbst synthetisieren kann. Es ist jedoch erwiesen, dass in bestimmten Stresssituationen, wie zum Beispiel während intensiver Trainingsphasen, Transporten oder bei Krankheit, der Bedarf an Vitamin C erhöht ist. Dieses Vitamin unterstützt das

Immunsystem, indem es die Produktion von weißen Blutkörperchen anregt und deren Funktionen verbessert. Es wird auch für die Collagen-Synthese benötigt, die für die Heilung von Gewebeverletzungen unerlässlich ist. Pferde, die unter Stress stehen oder die Symptome einer Erkältung zeigen, können von einer zusätzlichen Vitamin-C-Zufuhr profitieren.

Das Vitamin D hingegen ist zentral für die Knochenmineralisierung. Es reguliert den Kalzium- und Phosphorhaushalt im Körper, was unerlässlich für die Entwicklung und Erhaltung eines starken Skeletts ist. Ein Mangel an Vitamin D kann zu Rachitis bei Fohlen und Osteomalazie bei erwachsenen Pferden führen. Diese Bedingungen machen die Knochen weich und erhöhen das Risiko von Frakturen und anderen Knochenerkrankungen. Pferde, die vorwiegend in Ställen gehalten werden und wenig Zugang zu Sonnenlicht haben, sollten entsprechend gefüttert werden, um Vitamin-D-Mangel vorzubeugen. Luzerne und Sonnenlicht sind natürliche Quellen, die zur Deckung des Vitamin-D-Bedarfs beitragen können.

Vitamin K ist wichtig für die Blutgerinnung und verhindert übermäßiges Bluten bei Verletzungen. Es wird größtenteils durch die Darmflora synthetisiert, aber ein unausgewogenes Futter oder die Verabreichung von Antibiotika kann diesen Prozess stören. Eine ausreichende Menge an Vitamin K in der Ernährung kann helfen, Blutungsstörungen zu verhindern und Verletzungen schneller heilen zu lassen. Grüne Blattsalate und Alfalfa sind gute Quellen für Vitamin K.

Das Vitamin B-Komplex umfasst eine Gruppe von acht Vitaminen, die zusammenarbeiten und entscheidend für den Energiestoffwechsel sind. Sie sind auch für die Funktion des Nervensystems und die Produktion roter Blutkörperchen wichtig. Ein Mangel an B-Vitaminen, wie etwa Thiamin (B1) und Riboflavin (B2), kann zu Appetitlosigkeit, Gewichtsverlust und neurologischen Störungen führen. Diese Vitamine sind in einer Vielzahl von Futtermitteln wie Getreide, Samen und Hülsenfrüchten enthalten und sollten regelmäßig gefüttert werden, um das Wohlbefinden der Pferde zu unterstützen.

Zusammengefasst zeigen diese Beispiele klar, dass Vitamine eine unverzichtbare Rolle in der Prävention von Krankheiten bei Pferden spielen. Eine ausgewogene Ernährung, die reich an den notwendigen Vitaminen ist, unterstützt das Immunsystem, fördert die Gewebereparatur und -erneuerung und hilft, das Risiko von Erkrankungen zu minimieren. Pferdehalter sollten daher stets darauf achten, dass ihre Tiere eine vollständige und ausgewogene

Ernährung erhalten, um ihre Gesundheit und Leistungsfähigkeit langfristig zu erhalten. Stellen Sie sicher, dass Sie sich von einem Tierarzt oder einem spezialisierten Ernährungsberater für die spezifischen Bedürfnisse Ihres Pferdes beraten lassen, um mögliche Mängel rechtzeitig zu erkennen und zu beheben.

Ergänzungsempfehlungen

Vitamine spielen eine grundlegende Rolle für die Gesundheit und das Wohlbefinden von Pferden. Sie sind an zahlreichen physiologischen Prozessen beteiligt, wie z.B. der Stärkung des Immunsystems, dem Erhalt gesunder Haut und Fell sowie der Unterstützung des Stoffwechsels. Besonders in Zeiten erhöhter Belastung, wie während der Wachstumsphasen, in der Trächtigkeit oder bei intensiver sportlicher Aktivität, kann der Bedarf an bestimmten Vitaminen steigen. Eine optimale Vitaminversorgung ist somit entscheidend, um Erkrankungen vorzubeugen und die allgemeine Leistungsfähigkeit der Tiere zu erhalten. Doch welche Vitamine benötigen Pferde genau und wie kann man sicherstellen, dass diese in angemessener Menge zur Verfügung stehen? In diesem Zusammenhang können Nahrungsergänzungsmittel eine wertvolle Unterstützung darstellen.

Vitamin A ist essenziell für das Sehvermögen, die Hautgesundheit und das Immunsystem des Pferdes. Ein Mangel an diesem Vitamin kann zu Nachtblindheit, Hauterkrankungen und einer erhöhten Anfälligkeit für Infektionen führen. Pferde nehmen Vitamin A vorwiegend über beta-Carotin in grünem Futter wie Weidegras und hochwertigem Heu auf. In den Wintermonaten, wenn Pferde weniger frisches Gras zur Verfügung haben, kann eine Ergänzung sinnvoll sein. Vitamin-A-Präparate sind in flüssiger Form, als Pulver oder als Bestandteil von Multivitaminprodukten erhältlich. Es ist jedoch wichtig, die Dosierungsanweisungen genau zu beachten, da eine Überdosierung zu toxischen Symptomen führen kann.

Vitamin D ist unverzichtbar für die Regulierung des Kalzium- und Phosphathaushalts im Körper und somit für den Knochenstoffwechsel. Pferde synthetisieren Vitamin D durch Sonnenlicht, weshalb Tiere, die viel Zeit im Freien verbringen, in der Regel gut versorgt sind. Stallt auf das Pferd jedoch viel Zeit in schlecht beleuchteten Ställen oder während der Wintermonate, kann ein Mangel auftreten, der zu Knochenproblemen wie Rachitis oder Osteomalazie führen kann. In solchen Fällen sind Ergänzungen mit Vitamin D in Abhängigkeit vom Bedarf durchaus sinnvoll.

Vitamin E agiert als Antioxidans, das Zellmembranen schützt und Muskel- und Nervenzellen unterstützt. Ein Mangel an Vitamin E kann zu Muskelschwäche, Leistungsabfall und neuromuskulären Störungen wie der Equinen Motorischen Neuronerkrankung (EMND) führen. Pferde erhalten Vitamin E hauptsächlich über frisches Gras und hochwertiges Heu, aber die Gehalte können in gelagertem oder minderwertigem Futter stark abnehmen. Vitamin-E-Präparate sind in verschiedenen Darreichungsformen verfügbar und sollten insbesondere bei sportlich aktiven Pferden oder älteren Tieren regelmäßig in Betracht gezogen werden.

Vitamin K ist wichtig für die Blutgerinnung und den Knochenstoffwechsel. In der Regel sind Pferde gut mit Vitamin K versorgt, da dieses in der Darmflora gebildet wird und in grünem Futter enthalten ist. Ein Mangel ist selten, kommt jedoch vor allem bei Pferden vor, die längere Zeit Antibiotika erhalten haben, da diese die Darmflora schädigen können. Ergänzungen sollten hier in Absprache mit einem Tierarzt erfolgen, um einerseits einen Mangel zu beheben und andererseits Überdosierungen zu vermeiden.

B-Vitamine spielen eine Schlüsselrolle im Energiestoffwechsel, der Blutbildung und der Nervenfunktion und sind somit für Leistungspferde besonders wichtig. Diese Vitamine sind wasserlöslich und müssen kontinuierlich zugeführt werden, da sie nicht im Körper gespeichert werden. Pferde, die unter Stress stehen, sich in der Rekonvaleszenzphase befinden oder Verdauungsprobleme haben, können von einer Ergänzung profitieren. Hochwertige Futtermittel und spezifische Vitamin-B-Präparate bieten eine einfache Möglichkeit, um den Bedarf zu decken.

Die richtige Dosierung und Verabreichung von Vitaminergänzungen erfordert sorgfältige Planung und Management. Eine Überdosierung kann genauso schädlich sein wie ein Mangel und zu verschiedenen gesundheitlichen Problemen führen. Es ist daher essentiell, sich bei der Auswahl und Dosierung von Vitaminpräparaten an tierärztliche Empfehlungen zu halten. Eine regelmäßige Überprüfung des Gesundheitszustands und gegebenenfalls eine Blutuntersuchung können helfen, den aktuellen Vitaminstatus zu überwachen und die Ergänzungen entsprechend anzupassen.

Es zeigt sich, dass eine heimtiergerechte Ernährung und geeignete Vitaminergänzungen der Schlüssel zu einer optimalen Versorgung und dem Wohlbefinden Ihres Pferdes sind. Eine bewusste und ausgewogene Vitaminergänzung kann helfen, Gesundheit und Leistungsfähigkeit zu unterstützen, insbesondere in Zeiten erhöhter Anforderungen oder eingeschränkter Nährstoffverfügbarkeit.

Mangelerscheinungen und ihre Behebung

Mangelerscheinungen bei Pferden können gravierende Auswirkungen auf deren Gesundheit und Leistungsfähigkeit haben. Eine unzureichende Versorgung mit Vitaminen gehört hierzu zu den häufigsten Ursachen. Der Mangel an bestimmten Vitaminen kann jeweils spezifische Symptome hervorrufen, die das Wohlbefinden sowie die körperliche und geistige Leistungsfähigkeit des Pferdes erheblich beeinträchtigen können. Um solchen Mangelerscheinungen vorzubeugen oder sie zu beheben, ist es unerlässlich, die Symptome zu erkennen und geeignete Maßnahmen zu ergreifen.

Ein Vitamin-A-Mangel führt oft zu einer schlechten Sehkraft, insbesondere bei schlechten Lichtverhältnissen. Zusätzlich neigen Pferde mit einem Vitamin-A-Mangel zu Schuppenbildung und trockener Haut, was insbesondere am Schweif und an der Mähne sichtbar wird. Auch das Immunsystem kann geschwächt sein, was zu erhöhter Infektanfälligkeit führt. Vitamin A kann über die Ernährung zugeführt werden, indem man das Futter mit Karotten oder Grünfutter anreichert, die natürliche Quellen dieses

Vitamins sind. In schwerwiegenden Fällen kann der Tierarzt eine spezifische Vitamin-A-Supplementierung empfehlen.

Der B-Komplex umfasst eine Gruppe von Vitaminen, die für zahlreiche physiologische Funktionen unverzichtbar sind. Ein Mangel an B-Vitaminen kann zu verschiedenen Problemen führen. Thiamin (Vitamin B1) spielt beispielsweise eine zentrale Rolle im Energiehaushalt und bei der Nervenfunktion. Ein Mangel kann zu Appetitlosigkeit, Gewichtsverlust, Reizbarkeit und sogar zu neurologischen Störungen führen. Riboflavin (Vitamin B2) ist essenziell für den Stoffwechsel und die Produktion von roten Blutkörperchen. Ein Mangel kann sich durch Hautprobleme, Mundentzündungen und Muskelschwäche äußern. Die Versorgung mit B-Vitaminen erfolgt meist über das Grundfutter, vor allem hochwertiges Heu und Getreide; bei erhöhtem Bedarf können auch spezielle B-Komplex-Präparate sinnvoll sein.

Vitamin C ist bekannt für seine antioxidativen Eigenschaften und seine Rolle in der Kollagensynthese. Pferde können Vitamin C durch eine gesunde Leberfunktion in der Regel selbst herstellen, doch Stress, Krankheit oder schlechte Futterqualität können den Bedarf erhöhen. Ein Mangel an Vitamin C kann zu einer erhöhten Anfälligkeit für

Infektionen, schlechte Wundheilung und Gelenkprobleme führen. Die Behebung eines möglichen Defizits erfolgt durch die Gabe von Vitamin-C-haltigen Nahrungsergänzungsmitteln oder durch den vermehrten Einsatz von Futtermitteln wie Hagebutten oder Zitrusfrüchten, welche reich an diesem Vitamin sind.

Vitamin D wird vor allem durch Sonnenlicht synthetisiert und ist entscheidend für den Kalzium- und Phosphathaushalt, der für die Knochenentwicklung und -erhaltung essentiell ist. Ein Mangel an Vitamin D könnte zu weichen, schwachen Knochen und einer erhöhten Risikoanfälligkeit für Frakturen führen. Um einen Mangel zu vermeiden, sollte das Pferd regelmäßig Zugang zu direktem Sonnenlicht haben. In weniger sonnigen Regionen oder während der Wintermonate kann eine Supplementierung erforderlich sein, beispielsweise durch spezielle Vitamin-D-Präparate oder durch Futter, das mit Vitamin D angereichert ist.

Eine zentrale Rolle im antioxidativen System nimmt Vitamin E ein. Es schützt die Zellmembranen vor oxidativem Stress und unterstützt die Muskulatur und das Immunsystem. Ein Mangel kann zu Muskelschwäche, Koordinationsschwierigkeiten und einer erhöhten Infektanfälligkeit führen. Besonders Sportpferde sind anfällig für einen Vitamin-E-Mangel, da sie erhöhte Anforderungen an antioxidativen

Schutz haben. Die effektivste Methode zur Behebung besteht darin, dem Futter Vitamin-E-haltige Nahrungsergänzungsmittel wie Weizenkeimöl oder speziell formulierte Präparate beizumischen.

Vitamin K ist entscheidend für die Blutgerinnung und die Knochenbildung. Ein Mangel ist bei Pferden selten, da Vitamin K von Darmbakterien synthetisiert wird und in vielen Pflanzen vorkommt. Sollte dennoch ein Mangel bestehen, könnte dies durch stark reduzierte Gerinnungsfähigkeit des Blutes auffallen, was sich in längeren Blutungszeiten bei Verletzungen äußert. Eine gezielte Zuführung durch frisches Grünfutter oder bei Bedarf durch spezielle Ergänzungsmittel kann Abhilfe schaffen.

Insgesamt ist die Beachtung der durch eine ausgewogene Ernährung sichergestellten ausreichenden Versorgung mit allen notwendigen Vitaminen der beste Weg, um Mangelerscheinungen vorzubeugen. Bei Verdacht auf einen Vitaminmangel sollte stets ein Tierarzt oder ein Pferdeernährungsexperte zu Rate gezogen werden, um eine genaue Diagnose zu stellen und geeignete Therapiemaßnahmen zu empfehlen. So kann langfristig die Gesundheit des Pferdes bewahrt und seine Leistungsfähigkeit optimiert werden.

4. Mineralstoffe und ihre Wirkungen

Wichtige Mineralstoffe und ihre Funktionen

Pferde sind als große, kraftvolle Tiere auf eine ausgewogene Ernährung angewiesen, um gesund und leistungsfähig zu bleiben. Ein zentraler Bestandteil dieser Ernährung sind Mineralstoffe, die für zahlreiche physiologische Prozesse im Körper der Pferde essenziell sind. Mineralstoffe werden in Makromineralstoffe und Spurenelemente unterteilt, je nachdem, in welchen Mengen sie benötigt werden. Jeder einzelne Mineralstoff hat spezifische Funktionen und trägt auf unterschiedliche Weise zum Wohlbefinden und zur Gesundheit der Pferde bei.

Zu den Makromineralstoffen zählen Kalzium, Phosphor, Magnesium, Kalium, Natrium, Chlor und Schwefel. Diese Makromineralstoffe sind in größeren Mengen notwendig und erfüllen grundlegende biologische Funktionen. Kalzium und Phosphor sind zwei der wichtigsten Mineralstoffe für Pferde, da sie in erster Linie für die Gesundheit von Knochen und Zähnen verantwortlich sind. Kalzium spielt eine wesentliche Rolle bei der Muskelkontraktion, der Übertragung von Nervenimpulsen und der Blutgerinnung. Ein

Mangel an Kalzium kann zu schwachen Knochen, Muskelkrämpfen und einer erhöhten Verletzungsgefahr führen. Phosphor wird ebenfalls für die Bildung von Knochen und Zähnen benötigt und ist zudem unverzichtbar für die Energiegewinnung und die Funktion der Zellmembranen. Ein ausgewogenes Verhältnis von Kalzium zu Phosphor ist entscheidend, da ein Ungleichgewicht zu gesundheitlichen Problemen wie Knochenverformungen und Wachstumsstörungen führen kann.

Magnesium ist ein weiterer essentieller Makromineralstoff, der in der Erhaltung der Muskelfunktion, im Energiestoffwechsel und in der Aktivierung zahlreicher Enzyme eine zentrale Rolle spielt. Ein niedriger Magnesiumspiegel kann Muskelzittern, Krämpfe und Verhaltensänderungen wie Nervosität verursachen. Kalium ist notwendig für die Aufrechterhaltung des osmotischen Drucks in den Zellen und die Funktion der Nerven- und Muskelzellen. Es hilft, den Flüssigkeits- und Elektrolythaushalt zu regulieren und fördert die Ausscheidung von Abfallprodukten aus dem Körper. Ein Kaliummangel kann zu Muskelschwäche, Müdigkeit und Herzrhythmusstörungen führen.

Natrium und Chlor sind entscheidend für die Regulierung des Flüssigkeitshaushalts und die Aufrechterhaltung des

Säure-Basen-Gleichgewichts. Beide Mineralstoffe sind Bestandteile des Elektrolytsystems und helfen bei der Übertragung von Nervenimpulsen und der Funktion der Muskeln. Ein Salzleckstein kann Pferden helfen, ihren Natriumbedarf zu decken, insbesondere bei heißem Wetter oder intensiver Arbeit, wenn sie durch Schwitzen viel Salz verlieren. Schwefel ist ein wichtiger Bestandteil von Aminosäuren, die für den Aufbau von Proteinen notwendig sind. Es ist auch wichtig für die Gesundheit von Haut und Hufen.

Neben den Makromineralstoffen sind Spurenelemente ebenfalls von großer Bedeutung, auch wenn sie in deutlich geringeren Mengen benötigt werden. Zu den wichtigsten Spurenelementen zählen Eisen, Kupfer, Zink, Mangan, Selen, Jod und Kobalt. Eisen ist ein wesentlicher Bestandteil von Hämoglobin, dem Protein, das für den Sauerstofftransport im Blut verantwortlich ist. Ein Eisenmangel kann zu Anämie, Schwäche und verminderter Leistungsfähigkeit führen. Kupfer ist wichtig für die Bildung von Kollagen, Elastin und Melanin und spielt eine Rolle bei der Eisenverwertung und der Gesunderhaltung der Blutgefäße und Knochen. Ein Kupfermangel kann Wachstumsstörungen, Knochenbrüchigkeit und eine Anfälligkeit für Infektionen verursachen.

Zink ist für die Immunfunktion, die Wundheilung und die Zellteilung unverzichtbar. Es trägt auch zur Gesundheit von Haut, Fell und Hufen bei. Ein Zinkmangel kann zu Hautproblemen, schlechtem Hufwachstum und einer verminderten Immunabwehr führen. Mangan ist an der Bildung von Bindegewebe, der Knochenentwicklung und der Funktion von Enzymen beteiligt. Ein Manganmangel kann Wachstumsverzögerungen und eine beeinträchtigte Knochenentwicklung verursachen.

Selen ist ein essentieller Bestandteil von Enzymen, die antioxidative Funktionen erfüllen und den Körper vor schädlichen freien Radikalen schützen. Ein Mangel an Selen kann zu Muskeldegeneration, Schwäche und einem erhöhten Risiko für Infektionen führen. Jod ist notwendig für die Produktion von Schilddrüsenhormonen, die den Stoffwechsel und die Wachstumsprozesse im Körper regulieren. Ein Jodmangel kann zu Schilddrüsenunterfunktion, Gewichtszunahme und Wachstumsverzögerungen führen. Kobalt ist ein Bestandteil von Vitamin B12 und wichtig für die Blutbildung und den Energiestoffwechsel. Ein Kobaltmangel kann zu Anämie und Wachstumsstörungen führen.

Insgesamt ist es wichtig, dass Pferde eine ausgewogene Versorgung mit allen notwendigen Mineralstoffen erhalten.

Dies kann durch eine sorgfältige Futterplanung und gegebenenfalls durch die Ergänzung mit spezifischen Mineralstoffzusätzen erreicht werden. Eine regelmäßige Überprüfung der Futterrationen und die Beratung durch einen Tierarzt oder Ernährungsexperten können helfen, Mängeln vorzubeugen und sicherzustellen, dass die Pferde alle notwendigen Nährstoffe für eine optimale Gesundheit und Leistungsfähigkeit erhalten.

Kalzium, Phosphor und Magnesium

Kalzium, Phosphor und Magnesium sind essentielle Mineralstoffe, die eine Vielzahl von physiologischen Funktionen im Pferdekörper unterstützen. Ein ausgewogenes Verhältnis dieser Mineralien ist entscheidend für die Gesundheit und Leistungsfähigkeit des Tieres. Kalzium ist vor allem für die Entwicklung und Erhaltung einer starken Knochenstruktur verantwortlich. Es unterstützt zudem die korrekte Funktion der Nerven und Muskeln. In der Regel kommt Kalzium in Pferdefutter in ausreichender Menge vor, besonders wenn Raufutter wie Heu und Gras angeboten werden. Dennoch kann es bei bestimmten Bedingungen, wie etwa bei starkem körperlichem Stress oder während der Wachstumsphase, notwendig sein, die Kalziumaufnahme gezielt zu ergänzen.

Phosphor ist ein weiterer Schlüsselfaktor für die Knochengesundheit, da es zusammen mit Kalzium in der Bildung und Stärkung der Knochen eine bedeutende Rolle spielt. Darüber hinaus ist Phosphor wichtig für den Energiestoffwechsel, da es als Bestandteil von ATP (Adenosintriphosphat) fungiert, einem Molekül, das Energie für zelluläre Prozesse liefert. Ein Mangel an Phosphor kann zu Wachstumsstörungen bei Fohlen und zu allgemeiner Schwäche bei ausgewachsenen Pferden führen. Es ist aber ebenso wichtig zu beachten, dass ein Übermaß an Phosphor, insbesondere im Verhältnis zu Kalzium, zu Problemen wie Knochenschwund führen kann. Deshalb ist das richtige Verhältnis von Kalzium zu Phosphor, üblicherweise etwa 1,5:1 bis 2:1, von großer Bedeutung.

Magnesium spielt ebenfalls eine maßgebliche Rolle im Körper eines Pferdes. Es ist nicht nur ein essenzieller Bestandteil für die Knochenstruktur, sondern auch für die Muskelfunktion von zentraler Bedeutung. Pferde, die Magnesium in ihrer Ernährung nicht ausreichend aufnehmen, können Muskelkrämpfe und Nervosität entwickeln. Magnesium unterstützt zudem das Immunsystem und hilft, den Blutzuckerspiegel zu regulieren. Es ist daher wichtig, sicherzustellen, dass das Pferd genügend Magnesium erhält, vor allem dann, wenn es hohen Belastungen ausgesetzt ist.

Ein Ungleichgewicht dieser Mineralstoffe kann ernsthafte gesundheitliche Probleme verursachen. Ein zu hoher Phosphorspiegel kann die Aufnahme von Kalzium beeinträchtigen und zu Knochenschwund und anderen Problemen wie Big Head Disease (hyperparathyroidism) führen. Zu wenig Kalzium, andererseits, kann zu Muskelzittern, Krämpfen und sogar zu einem Zustand namens "Mille Disease" führen, bei dem die Muskeln nicht effizient funktionieren. Eine unzureichende Magnesiumaufnahme kann die Symptome von Stress und Angstzuständen verschlimmern und die Fähigkeit des Pferdes beeinträchtigen, sich zu erholen und zu entspannen.

Neben einer ausgewogenen Grundnahrung können bei Bedarf gezielte Nahrungsergänzungen sinnvoll sein, um den Mineralienhaushalt eines Pferdes zu optimieren. Es gibt verschiedene Formen von Kalzium-, Phosphor- und Magnesiumergänzungen, die speziell für Pferde entwickelt wurden. Bei der Supplementierung ist jedoch Vorsicht geboten; es ist ratsam, vor der Verabreichung von Ergänzungsmitteln einen Tierarzt oder einen Ernährungsberater zu konsultieren, um das richtige Gleichgewicht der Mineralstoffe sicherzustellen.

Die natürliche Nahrungsquelle für Kalzium und Phosphor in der Ernährung eines Pferdes ist in der Regel qualitativ hochwertiges Heu und Gras. Für Magnesium sind grünes Blattgemüse und einige Getreidesorten hervorragende Quellen. In Gebieten mit mineralarmen Böden kann jedoch der Mineralstoffgehalt in Pflanzen niedrig sein, was die Notwendigkeit von Ergänzungsmitteln erhöht. Es gibt auch verschiedene Mineralblöcke oder Ergänzungsfuttermittel, die die gesamte Palette an notwendigen Mineralstoffen liefern.

Der Bedarf an diesen Mineralstoffen kann stark variieren, abhängig von Alter, Gesundheitszustand und Leistung des Pferdes. Fohlen und junge Pferde haben einen höheren Bedarf an Kalzium und Phosphor für das Wachstum und die Entwicklung starker Knochen. Ältere Pferde benötigen möglicherweise eine erhöhte Magnesiumzufuhr, um Muskel- und Nervenfunktionen zu unterstützen. Leistungspferde, die regelmäßig intensive körperliche Arbeit leisten, können von einer zusätzlichen Zufuhr dieser Mineralstoffe profitieren, um Muskelkrämpfe zu vermeiden und eine optimale körperliche Verfassung zu gewährleisten.

Eine regelmäßige Blutuntersuchung kann dabei helfen, den Mineralstoffgehalt im Körper des Pferdes zu überwachen und sicherzustellen, dass alle erforderlichen Nährstoffe in der richtigen Menge vorhanden sind. Dabei ist es auch wichtig, das gesamte Ernährungskonzept des Pferdes im Blick zu behalten, denn nicht nur die Quantität, sondern auch die Bioverfügbarkeit der Mineralstoffe spielt eine entscheidende Rolle.

Zusammenfassend lässt sich sagen, dass Kalzium, Phosphor und Magnesium eine entscheidende Rolle in der Gesundheit und Leistungsfähigkeit von Pferden spielen. Durch eine ausgewogene Ernährung, gegebenenfalls ergänzt durch gezielte Nahrungsergänzungsmittel, lässt sich sicherstellen, dass diese essentiellen Mineralstoffe im richtigen Verhältnis und in ausreichender Menge zur Verfügung stehen. Dies trägt maßgeblich zur Stärkung der Knochen, der Förderung des Energiestoffwechsels und der Unterstützung der Muskel- und Nervenfunktionen bei, wodurch das Wohlbefinden und die Leistungsfähigkeit des Pferdes insgesamt gesteigert werden können.

Spurenelemente wie Zink, Selen und Kupfer

Spurenelemente spielen eine entscheidende Rolle für die Gesundheit und das Wohlbefinden unserer Pferde. Obwohl sie nur in winzigen Mengen benötigt werden, können sie den Unterschied zwischen Vitalität und Krankheit ausmachen. Zu den wichtigsten Spurenelementen gehören Zink, Selen und Kupfer, die jeweils spezifische Funktionen im Körper des Pferdes erfüllen.

Zink ist ein essentieller Bestandteil von über 300 Enzymen im Körper und unterstützt eine Vielzahl von biologischen Prozessen. Es ist besonders wichtig für das Immunsystem, die Hautgesundheit und den Stoffwechsel. Ein Mangel an Zink kann zu Symptomen wie Hautproblemen, schlechtem Hufwachstum und einer verminderten Immunantwort führen. Bei Pferden mit Hauterkrankungen oder solchen, die oft an Infektionen leiden, hilft die Ergänzung von Zink, die Abwehrkräfte zu stärken und die Heilung zu beschleunigen. Zudem spielt Zink eine Rolle im Kohlenhydratstoffwechsel und der Proteinsynthese. Pferden, die intensiv gearbeitet werden oder sich von einer Verletzung erholen, kann eine erhöhte Zinkzufuhr zugutekommen. Die empfohlene tägliche Dosis von Zink für Pferde liegt bei etwa 40-60 mg pro kg Trockensubstanzfutter. Eine Überdosierung sollte allerdings vermieden werden, da sie zu Gesundheitsproblemen wie Kupfermangel führen kann, weil Zink die Aufnahme von Kupfer blockiert.

Selen ist ein weiterer essentieller Spurenelement und fungiert hauptsächlich als Antioxidans. Es schützt die Zellmembranen vor Oxidation und Schäden durch freie Radikale. Darüber hinaus spielt Selen eine entscheidende Rolle bei der Funktion der Schilddrüse und des Immunsystems. Selenmangel ist in vielen Regionen problematisch, weil Böden und damit auch das Gras und das Heu, das die Pferde fressen, oft selenarm sind. Ein Mangel an Selen führt zu Muskelproblemen, Schwäche und einer erhöhten Anfälligkeit für Krankheiten. Bei Fohlen kann Selenmangel zu Weißmuskelkrankheit führen, einer schweren, oft tödlichen Erkrankung. Die tägliche Selenzufuhr sollte für erwachsene Pferde etwa 1-2 mg betragen. Da Selen auch toxisch sein kann, ist hier besondere Vorsicht geboten. Eine Überdosierung kann zu Selenvergiftung führen, die sich durch Symptome wie Haarausfall, Hufproblemen und im schlimmsten Fall Organversagen äußern kann.

Kupfer ist ebenfalls ein essentielles Spurenelement, das für die Bildung von Hämoglobin, dem Protein, das für den Sauerstofftransport im Blut verantwortlich ist, notwendig ist. Es spielt auch eine wichtige Rolle im Energiestoffwechsel, der Bildung von Knochen, dem Haarkleid und der Pigmentierung der Haut. Kupfermangel ist besonders bei heranwachsenden Pferden kritisch, da er zu Entwicklungsstörungen des Skeletts führen kann. Bei erwachsenen Pferden kann ein Kupfermangel Anämie, sprödes Haarkleid und eine allgemeine Schwächung des Immunsystems verursachen. Die tägliche Kupferzufuhr sollte bei etwa 10-20 mg pro kg Trockensubstanzfutter liegen. Wie bei Zink ist auch hier das Gleichgewicht wichtig, denn ein Übermaß an Kupfer kann zu Vergiftungserscheinungen führen und die Aufnahme anderer wichtiger Mineralstoffe wie Zink und Eisen beeinträchtigen.

Die Balance zwischen diesen Spurenelementen ist essentiell, denn sie können sich gegenseitig in ihrer Aufnahme hemmen oder fördern. Ein exaktes Management der Spurenelementversorgung ist daher notwendig. Oftmals wird die Zufuhr durch ein Mineralzusatzfutter sichergestellt, das speziell auf die Bedürfnisse von Pferden abgestimmt ist. Je nach Region und Futteranalyse kann es notwendig sein, individuelle Ergänzungen zu geben. Eine regelmäßige Überprüfung des Ernährungsstatus durch Blutuntersuchungen kann dabei helfen, Mängel frühzeitig zu erkennen und gezielt gegenzusteuern.

Darüber hinaus kann die Qualität der Futtermittel beeinflussen, wie gut die Spurenelemente vom Körper aufgenommen werden können. Schlechte Heuqualität oder kontaminierte Futterstoffe können die Aufnahme behindern und zu Mangelsituationen führen, selbst wenn die

Grundzufuhr theoretisch ausreicht. Des Weiteren sollte auch der Gesundheitsstatus des Pferdes berücksichtigt werden, da Krankheiten oder Parasitenbefall die Aufnahme und den Stoffwechsel von Spurenelementen beeinflussen können.

Ein tiefes Verständnis und sorgfältige Managementpraktiken sind der Schlüssel, um sicherzustellen, dass Ihr Pferd alle notwendigen Spurenelemente in der richtigen Balance erhält. Nur so kann es seine Höchstleistung erbringen und gesund bleiben. Ein gezielter Einsatz von Nahrungsergänzungsmitteln kann dabei eine sinnvolle Unterstützung bieten, indem sie Mängel ausgleichen und die Gesundheit des Pferdes fördern.

Symptome von Mineralstoffmangel

Pferde sind komplexe Lebewesen, deren Körper für eine optimale Funktion eine ausgewogene Zufuhr von Mineralstoffen benötigt. Diese essenziellen Nährstoffe sind für zahlreiche physiologische Prozesse unverzichtbar, angefangen bei der Energiebereitstellung bis hin zur Gesunderhaltung von Knochen, Zähnen und Muskelgewebe. Wenn Pferde nicht genügend Mineralstoffe erhalten, können eine Vielzahl von Symptomen auftreten, die sowohl ihre Gesundheit als auch ihre Leistungsfähigkeit beeinträchtigen. Ein klareres Verständnis der Symptome von Mineralstoffmangel kann Pferdebesitzern und -pflegern helfen, frühzeitig Maßnahmen zu ergreifen und die Gesundheit ihrer Tiere sicherzustellen.

Ein häufiges Symptom bei Mineralstoffmangel ist eine generelle Schwäche oder Müdigkeit. Pferde brauchen Mineralstoffe wie Kalzium und Magnesium, um die richtigen Muskel- und Nervenfunktionen aufrechtzuerhalten. Ein Mangel an diesen Mineralien kann zu Muskelzittern, Krämpfen oder sogar zu schwereren Symptomen wie einer allgemeinen Muskelschwäche führen. Insbesondere Kalzium spielt eine Schlüsselrolle bei der Muskelkontraktion und der Nervenübertragung. Wenn ein Tier nicht genügend Kalzium aufnimmt, könnte es sich lethargisch oder apathisch verhalten, was oft als erstes Anzeichen eines Ernährungsproblems erkannt wird.

Neben der allgemeinen Müdigkeit können auch spezifische, sichtbarere Anzeichen auftreten, wie zum Beispiel schlechte Hufqualität. Mineralstoffe wie Zink und Kupfer sind für die Bildung gesunder Hufen unerlässlich. Ein Mangel an diesen Nährstoffen kann zu Rissen, Brüchigkeit oder einer allgemeinen Verschlechterung der Hufstruktur führen. Da gesunde Hufe für die Beweglichkeit und das Wohlbefinden eines Pferdes entscheidend sind, kann ein solcher Mangel tiefgreifende Auswirkungen auf die Lebensqualität des Tieres haben. Ein Pferd, das unter einem Mineralstoffmangel leidet, könnte daher Lahmheit zeigen oder Schwierigkeiten beim Laufen haben.

Haut- und Fellprobleme sind ebenfalls typische Symptome eines Mangels an entscheidenden Mineralstoffen. Ein Mangel an Schwefel und Biotin kann beispielsweise zu einem stumpfen oder schuppigen Fell und zu Hautirritationen führen. Pferde, deren Ernährung nicht genügend dieser essenziellen Mineralstoffe enthält, können unter Hautentzündungen, Haarausfall oder einer allgemein schlechteren Hautgesundheit leiden. Oft bemerken Pferdebesitzer diese Veränderungen zuerst im Fell, wenn es seinen Glanz verliert und spröde wird. Auch die Heilung von Wunden kann langsamer vonstattengehen, weil der Körper nicht die notwendigen Nährstoffe hat, um die Hautregeneration zu unterstützen.

Ein weiteres bedeutendes Symptom von Mineralstoffmangel sind Störungen des Verdauungssystems. Für eine effiziente Verdauung und Nährstoffaufnahme benötigen Pferde eine ausreichende Menge an Natrium, Chlorid und Kalium. Diese Mineralstoffe helfen bei der Regulation des Flüssigkeitshaushalts und der Magensäureproduktion. Ein Mangel an diesen Mineralien kann zu Verdauungsbeschwerden wie Koliken, Verstopfung oder Durchfall führen. Diese Verdauungsprobleme können ernsthaft sein und sollten sofort veterinärmedizinisch behandelt werden, um langfristige Schäden am Magen-Darm-Trakt des Pferdes zu vermeiden.

Die Knochen- und Gelenkgesundheit eines Pferdes ist eng mit der Versorgung mit Mineralstoffen wie Kalzium und Phosphor verknüpft. Ein chronischer Mangel an diesen Mineralstoffen kann zur Schwächung der Knochenstruktur und zu Gelenkproblemen führen, was zu Schmerzen und Bewegungseinschränkungen führt. Bei jungen Pferden kann dies besonders kritisch sein und deren Wachstum und Entwicklung beeinträchtigen. Bei älteren Pferden können die Symptome von Arthrose verstärkt auftreten oder frühzeitig erscheinen.

Auch das Immunsystem eines Pferdes kann durch einen Mineralstoffmangel geschwächt werden. Mineralstoffe wie Eisen und Zink sind entscheidend für die Produktion von roten Blutkörperchen und das reibungslose Funktionieren des Immunsystems. Ein Mangel an diesen Mineralstoffen kann zu einer erhöhten Anfälligkeit für Infektionen und eine längere Genesungszeit führen. Pferde mit einem schwachen Immunsystem können häufiger krank werden und mehr Zeit für die Genesung benötigen, was sich negativ auf ihre Leistungsfähigkeit und ihr allgemeines Wohlbefinden auswirkt.

Ein weiterer Hinweis auf einen Mineralstoffmangel ist ein schlechter Appetit oder eine plötzliche Gewichtsabnahme. Pferde, die nicht genügend Mineralstoffe erhalten, können an Appetitlosigkeit leiden oder eine Abneigung gegen das Futter entwickeln. Dies kann zu einer Abwärtsspirale führen, bei der das Tier noch weniger Nährstoffe aufnimmt und der Mangel somit weiter verstärkt wird. Pferdebesitzer sollten daher aufmerksam sein, wenn ihr Tier weniger frisst oder Gewicht verliert, und die Ernährung des Pferdes überprüfen.

Zusammengenommen können diese Symptome vielfältig sein und unterschiedlich schwer ausfallen, je nachdem, welcher spezielle Mineralstoff fehlt und in welchem Ausmaß. Um einen Mineralstoffmangel zu diagnostizieren und zu behandeln, ist es unerlässlich, eine ausgewogene und bedarfsgerechte Ernährung sicherzustellen und gegebenenfalls tierärztliche Beratung in Anspruch zu nehmen. Die frühzeitige Erkennung und Korrektur eines Mineralstoffmangels kann dazu beitragen, das Wohlbefinden und die Gesundheit des Pferdes zu gewährleisten und ernsthafte gesundheitliche Probleme zu vermeiden.

Dosierungsrichtlinien und Anwendungsbeispiele

Die richtige Dosierung von Mineralstoffen ist entscheidend für die Gesundheit und Leistungsfähigkeit eines Pferdes. Zu viel oder zu wenig kann ernsthafte gesundheitliche Probleme verursachen. Die Dosierung richtet sich nach verschiedenen Faktoren wie Alter, Gewicht, Aktivitätsniveau und Gesundheitszustand des Pferdes sowie nach der Qualität des Grundfutters und der sonstigen Ernährungsbedingungen. Für den allgemeinen Bedarf eines erwachsenen Pferdes gibt es jedoch einige Richtwerte, an denen man sich orientieren kann.

Beginnen wir mit Kalzium und Phosphor, zwei der wichtigsten Mineralstoffe für Pferde. Sie sind essenziell für die Bildung und Erhaltung von Knochen und Zähnen. Das ideale Kalzium-Phosphor-Verhältnis beträgt etwa 1,5:1 bis 2:1. Ein Mangel an Kalzium kann zu Wachstumsstörungen und Knochenschwäche führen, während ein Zuviel das Risiko für Nierensteine erhöht. Für ein 500 Kilogramm schweres Pferd wird allgemein eine Kalziumzufuhr von etwa 20 Gramm und eine Phosphorzufuhr von etwa 10-15 Gramm pro Tag empfohlen. Fohlen und tragende Stuten benötigen jedoch mehr Kalzium, um das Wachstum und die Entwicklung der Knochen zu unterstützen.

Weiterhin ist Magnesium von großer Bedeutung, insbesondere für die Muskel- und Nervengesundheit. Ein Mangel an Magnesium kann zu Muskelkrämpfen und -zittern führen. Der Tagesbedarf eines erwachsenen Pferdes liegt bei etwa 7,5-10 Gramm. Insbesondere Sportpferde, die intensiven Trainingsbelastungen ausgesetzt sind, können einen erhöhten Bedarf haben und sollten gegebenenfalls ergänzend mit Magnesium versorgt werden.

Natrium und Chlorid, die wesentlichen Bestandteile von Kochsalz, sind ebenfalls wichtig, besonders im Hinblick auf den Flüssigkeitshaushalt und die Nervenfunktion. Ein Mangel an Salz kann zu Dehydrierung und Erschöpfung führen. Pferde verlieren durch Schweiß beträchtliche Mengen an Natrium und Chlorid, insbesondere bei heißem Wetter oder intensiver Arbeit. Ein ausgewachsenes Pferd benötigt etwa 25 Gramm Salz pro Tag, wobei dies bei starken Schweißverlusten entsprechend erhöht werden sollte.

Zink spielt eine wichtige Rolle im Stoffwechsel, für das Immunsystem und bei der Wundheilung. Ein Zinkmangel kann zu schlechtem Fell, Hautproblemen und geschwächtem Immunsystem führen. Der Tagesbedarf liegt bei etwa

400-500 Milligramm für ein erwachsenes Pferd. Da Zink aus biologisch nicht immer gut verfügbar ist, kann es sinnvoll sein, auf gut bioverfügbare Zinkverbindungen zurückzugreifen, die in spezialisierten Ergänzungsfuttermitteln enthalten sind.

Eisen ist ein weiterer essentieller Mineralstoff, der für den Sauerstofftransport im Blut unverzichtbar ist. Ein Mangel kann Anämie verursachen, die sich in Müdigkeit, Schwäche und verringerter Leistungsfähigkeit äußern kann. Der Eisenbedarf eines ausgewachsenen Pferdes liegt bei etwa 40-50 Milligramm pro Tag. Jedoch Vorsicht geboten ist bei der Supplementierung – zu viel Eisen kann toxisch wirken und zu Leberschäden führen.

Kupfer und Mangan sind Spurenelemente, die für die Enzymfunktion und die Bildung von Bindegewebe notwendig sind. Pferde benötigen etwa 100 Milligramm Kupfer und 400 Milligramm Mangan pro Tag. Ein Mangel kann zu schwachen Bändern und Sehnen sowie Hautproblemen führen. Eine Vielzahl von kommerziellen Ergänzungsmitteln bietet eine Kombination dieser Spurenelemente, um einen ausgewogenen Bedarf sicherzustellen.

Selen schließlich, ein Mineralstoff, der ein starkes Antioxidans ist und die Gesundheit der Muskulatur und das Immunsystem unterstützt. Der Bedarf an Selen ist gering, aber entscheidend: etwa 1-3 Milligramm pro Tag, abhängig von der Gesamtfütterung. Ein zu viel kann Vergiftungserscheinungen hervorrufen, während ein Mangel an Selen zu Muskelschwäche und Weißmuskelkrankheit führt.

Die in der Praxis wohl am häufigsten verwendeten Ergänzungen sind Minerallecksteine. Diese bieten den Pferden die Möglichkeit, je nach individuellem Bedarf Mineralstoffe aufzunehmen. Zusätzlich können mineralstoffangereicherte Konzentrate ins reguläre Futter des Pferdes gemischt werden. Gerade bei Pferden, die eine geringe Menge an Kornfutter erhalten, ist dies wichtig.

Die regelmäßige Analyse des Futters und des Blutes des Pferdes ist ein sinnvoller Weg, um sicherzustellen, dass das Pferd optimal versorgt ist. Es ist ratsam, einen Tierarzt hinzuzuziehen, um einen individuellen Ernährungsplan zu erstellen, der auf den spezifischen Bedürfnissen des Pferdes basiert. Im Falle festgestellter Defizite können gezielte Nahrungsergänzungsmittel eingesetzt werden, um den Mangel zu beheben.

Ein Beispiel für eine gezielte Anwendung ist die Gabe von Magnesiumpräparaten zur Entspannung und Stresslinderung bei nervösen Pferden. Auch die Ergänzung mit Selen kann in Gebieten mit einem seleniumarmen Boden notwendig sein, um eine ausreichende Versorgung sicherzustellen.

Ergänzende Minerale sind ein mächtiges Werkzeug, um Pferde gesund und leistungsfähig zu halten, jedoch sollten sie stets mit Bedacht und nach Absprache mit einem Fachmann eingesetzt werden, um eine optimale und vor allem sichere Anwendung zu gewährleisten.

5. Natürliche Öle und Fettsäuren

Omega-3-Fettsäuren und ihre Vorteile

Omega-3-Fettsäuren sind für Pferde von entscheidender Bedeutung, denn sie spielen eine zentrale Rolle für ihre Gesundheit und Wohlbefinden. Diese essenziellen Fettsäuren, die Pferde nicht selbst produzieren können und daher über die Nahrung aufnehmen müssen, sind entscheidend für viele physiologische Prozesse. Vor allem in Bezug auf Entzündungshemmung, das Herz-Kreislauf-System und das Immunsystem haben Omega-3-Fettsäuren zahlreiche Vorteile.

Einer der Hauptvorteile von Omega-3-Fettsäuren ist ihre entzündungshemmende Wirkung. Viele Pferde leiden an Entzündungen, sei es aufgrund von Krankheiten, Verletzungen oder intensiven Trainingseinheiten. Entzündungen sind eine natürliche Abwehrreaktion des Körpers, können aber, wenn sie chronisch werden, erhebliche gesundheitliche Probleme verursachen. Omega-3-Fettsäuren helfen, diese Entzündungen zu kontrollieren und zu minimieren, indem sie die Produktion von entzündungsfördernden Substanzen, den sogenannten Eicosanoiden, reduzieren. Dies ist besonders wichtig für Pferde, die an Gelenkproblemen oder degenerativen Erkrankungen wie Arthritis leiden. Durch die regelmäßige Zufuhr von Omega-3-Fettsäuren kann der Entzündungsprozess im Körper gemindert werden, was zu einer Verbesserung der Beweglichkeit und einer Verringerung der Schmerzen führt.

Darüber hinaus unterstützen Omega-3-Fettsäuren die Herzgesundheit von Pferden. Sie tragen zur Senkung der Blutfettwerte bei und unterstützen die Funktion der Gefäße. Dies ist besonders wichtig bei älteren Pferden oder solchen, die einem hohen Trainingseinsatz ausgesetzt sind. Omega-3-Fettsäuren tragen dazu bei, das Risiko von Herzerkrankungen zu verringern, indem sie entzündungsbedingte Schäden an den Gefäßen minimieren und die Ausbildung von Blutgerinnseln verhindern. Zudem unterstützen sie die Flexibilität der Zellmembranen in den Herzmuskelzellen, was zu einer insgesamt verbesserten Herzfunktion führt.

Ein weiterer wesentlicher Vorteil der Omega-3-Fettsäuren ist ihre positive Wirkung auf das Immunsystem. Ein starkes Immunsystem ist unerlässlich, um Infektionen und Krankheiten abzuwehren. Omega-3-Fettsäuren fördern die Aktivität der Immunzellen und verbessern die Immunantwort, was dazu führt, dass Pferde widerstandsfähiger gegenüber

Krankheitserregern werden. Dies zeigt sich insbesondere in einer verbesserten Haut- und Fellgesundheit, da Omega-3-Fettsäuren die Hautschutzbarriere stärken und Hautentzündungen reduzieren. Ein glänzendes Fell und eine gesunde Haut sind oft ein Indikator für ein starkes Immunsystem und die allgemeine Gesundheit eines Pferdes.

Neben den gesundheitlichen Vorteilen spielt die Versorgung mit Omega-3-Fettsäuren auch eine Rolle bei der Fütterung und Ernährung von Pferden. Eine natürliche Quelle von Omega-3-Fettsäuren sind bestimmte Pflanzenöle wie Leinöl und Hanföl. Diese Öle können dem Futter beigemischt werden und bieten eine einfache Möglichkeit, die Omega-3-Zufuhr zu gewährleisten. Besonders nützlich ist dies in Zeiten, in denen frisches Gras, das ebenfalls reich an Omega-3-Fettsäuren ist, nicht in ausreichender Menge zur Verfügung steht, wie beispielsweise im Winter.

Auch Fischöl ist eine reichhaltige Quelle für Omega-3-Fettsäuren, insbesondere EPA (Eicosapentaensäure) und DHA (Docosahexaensäure), die in pflanzlichen Quellen in nur geringen Mengen vorkommen. Allerdings muss dabei bedacht werden, dass der Geschmack von Fischöl nicht allen Pferden zusagt und es daher Akzeptanzprobleme geben kann. Es ist daher ratsam, zunächst kleinere Mengen zu füttern und die Dosis schrittweise zu erhöhen, um das Pferd an den Geschmack zu gewöhnen.

Besonderes Augenmerk sollte auch auf die Balance zwischen Omega-3- und Omega-6-Fettsäuren gelegt werden. Beide Fettsäuren sind wichtig, jedoch ist es das Verhältnis, das über ihre Wirkung im Körper entscheidet. Eine Überversorgung mit Omega-6-Fettsäuren, wie sie oft in handelsüblichen Futtermitteln vorkommt, kann entzündungsfördernd wirken und die gesundheitlichen Vorteile der Omega-3-Fettsäuren neutralisieren. Daher ist eine ausgewogene Fütterung, die gleichzeitig reich an Omega-3-Fettsäuren und moderat an Omega-6-Fettsäuren ist, entscheidend.

Die regelmäßige Zufuhr von Omega-3-Fettsäuren sollte daher integraler Bestandteil der Fütterungsstrategie für Pferde sein, insbesondere für solche, die unter entzündlichen Erkrankungen leiden, einem hohen Trainingsniveau ausgesetzt sind oder generell eine Unterstützung ihres Immunsystems benötigen. Eine möglichst natürliche und ausgewogene Fütterung führt zu optimalen physiologischen Bedingungen und fördert die langfristige Gesundheit und Leistungsfähigkeit der Pferde.

Zusammenfassend lässt sich sagen, dass Omega-3-Fettsäuren ein unverzichtbarer Bestandteil in der Ernährung von Pferden sind und viele gesundheitliche Vorteile bieten, die von entzündungshemmenden Eigenschaften über die Unterstützung der Herzgesundheit bis hin zur Stärkung des Immunsystems reichen. Die Auswahl geeigneter Futterquellen und die richtige Dosierung sollten hierbei stets berücksichtigt werden, um das bestmögliche Wohlbefinden Ihres Pferdes zu gewährleisten.

Bedeutung von Ölen wie Fischöl und Leinöl

Öle wie Fischöl und Leinöl haben in der Pferdeernährung eine immer größere Bedeutung gewonnen, insbesondere aufgrund ihrer positiven Auswirkungen auf die Gesundheit und das Wohlbefinden der Tiere. Ein tiefes Verständnis der Vorteile und Anwendungsmöglichkeiten dieser Öle kann dabei helfen, gezielte und effektive Ernährungsstrategien zu entwickeln, die die Leistung und das allgemeine Wohlbefinden von Pferden verbessern.

Fischöl ist reich an Omega-3-Fettsäuren, insbesondere Eicosapentaensäure (EPA) und Docosahexaensäure (DHA). Diese mehrfach ungesättigten Fettsäuren sind essenziell für die Gesundheit von Pferden, da sie zahlreiche biologische

Funktionen unterstützen. Omega-3-Fettsäuren sind bekannt für ihre entzündungshemmenden Eigenschaften und können somit bei der Behandlung von entzündlichen Erkrankungen, wie z.B. Arthritis oder allergische Reaktionen, eine wertvolle Unterstützung bieten. Zudem fördern sie die Gesundheit des Herz-Kreislauf-Systems, indem sie Blutdruck und Blutfettwerte regulieren. Darüber hinaus spielen sie eine wichtige Rolle bei der Gehirnentwicklung und der Erhaltung kognitiver Funktionen, was nicht nur für junge Pferde, sondern auch für ältere Tiere von Bedeutung ist.

Die antientzündlichen Eigenschaften von Omega-3-Fettsäuren sind besonders relevant für Sportpferde, die oft hohen Belastungen ausgesetzt sind. Die regelmäßige Zufütterung von Fischöl kann dazu beitragen, die Regenerationsfähigkeit zu verbessern und das Risiko von Überlastungsverletzungen zu verringern. Des Weiteren fördern Omega-3-Fettsäuren die Gesundheit von Haut und Fell, was sich in einer glänzenden Fellstruktur und einer gestärkten Hautbarriere äußern kann. Dies ist besonders für Pferde von Vorteil, die zu Hauterkrankungen oder allergischen Reaktionen neigen.

Leinöl ist eine weitere wertvolle Quelle für Omega-3-Fettsäuren, insbesondere Alpha-Linolensäure (ALA). Im Gegensatz zu Fischöl enthält es pflanzliche Omega-3-

Fettsäuren, was es zu einer pflanzenbasierten Alternative macht und auch für Pferdebesitzer attraktiv sein kann, die aus ethischen Gründen oder aufgrund von Allergien auf Fischprodukte verzichten möchten. Auch ALA spielt eine wichtige Rolle bei der Unterstützung entzündungshemmender Prozesse und der allgemeinen Gesundheit des Herz-Kreislauf-Systems. Darüber hinaus ist Leinöl reich an Vitamin E, einem starken Antioxidans, das die Zellen vor oxidativem Stress schützt und das Immunsystem stärkt.

Ein weiterer entscheidender Vorteil von Leinöl ist seine Fähigkeit, die Verdaulichkeit und Aufnahme von Nährstoffen im Verdauungstrakt zu verbessern. Dies kann besonders für Pferde mit Verdauungsproblemen oder einem empfindlichen Magen-Darm-Trakt von großer Bedeutung sein. Zudem enthält Leinöl Lignane, die antioxidative und antimikrobielle Eigenschaften besitzen und somit zur allgemeinen Gesundheit und Widerstandsfähigkeit des Pferdes beitragen können.

Es ist wichtig, die richtige Dosierung und Anwendung von Fischöl und Leinöl zu beachten, um die bestmöglichen Ergebnisse zu erzielen und mögliche Nebenwirkungen zu vermeiden. Eine Überdosierung kann zu Durchfall und anderen Verdauungsproblemen führen, daher ist es ratsam, die Einführung dieser Öle schrittweise zu gestalten und die individuelle Verträglichkeit des Pferdes zu beobachten. Im Allgemeinen wird empfohlen, 100 bis 200 Milliliter Leinöl oder etwa 25 bis 50 Milliliter Fischöl pro Tag für ein erwachsenes Pferd zu füttern, wobei die genaue Menge je nach individuellen Bedürfnissen und Aktivitäten variieren kann.

Es ist auch zu berücksichtigen, dass die Qualität der Öle eine entscheidende Rolle spielt. Hochwertiges Fischöl sollte aus nachhaltigen Quellen stammen und frei von Schadstoffen wie Schwermetallen oder Umweltgiften sein. Ebenso sollte Leinöl kaltgepresst und möglichst frisch angeboten werden, um die wertvollen Fettsäuren zu erhalten und die Oxidation zu minimieren. Eine sorgfältige Lagerung in lichtgeschützten und luftdichten Behältern ist ebenfalls entscheidend, um die Qualität und Wirksamkeit der Öle zu bewahren.

Insgesamt bieten Fischöl und Leinöl zahlreiche gesundheitliche Vorteile für Pferde, die weit über die bloße Energiezufuhr hinausgehen. Ihre entzündungshemmenden Eigenschaften, die Unterstützung des Herz-Kreislauf-Systems, die Förderung der Haut- und Fellgesundheit sowie die positiven Effekte auf das Immunsystem machen sie zu wertvollen Ergänzungen in der Pferdefütterung. Indem Pferdebesitzer und -halter sich der Bedeutung dieser Öle bewusst sind und sie gezielt einsetzen, können sie das Wohlbefinden und die Leistungsfähigkeit ihrer Tiere nachhaltig fördern und verbessern.

Einfluss auf Haut und Fell

Natürliche Öle und Fettsäuren spielen eine wesentliche Rolle bei der Pflege und Gesundheit von Haut und Fell von Pferden. Diese Fette sind nicht nur eine wichtige Energiequelle, sondern tragen auch maßgeblich zur Gesamtgesundheit des Pferdes bei. Die Haut ist das größte Organ des Pferdes und dient als erste Schutzbarriere gegen Umwelteinflüsse wie Feuchtigkeit, Kälte, Hitze und Krankheitserreger. Ein gesundes Fell wirkt nicht nur ästhetisch ansprechend, sondern ist auch ein Indikator für das allgemeine Wohlbefinden und die Gesundheit des Pferdes.

Omega-3- und Omega-6-Fettsäuren sind zwei der wichtigsten ungesättigten Fettsäuren, die in natürlichen Ölen vorkommen und enormen Einfluss auf die Gesundheit von Haut und Fell haben. Omega-3-Fettsäuren, die in Ölen wie Leinöl oder Fischöl zu finden sind, haben entzündungshemmende Eigenschaften. Diese helfen, Hautirritationen zu reduzieren und Hautkrankheiten vorzubeugen oder zu lindern. Eine ausreichende Versorgung mit Omega-3-

Fettsäuren kann besonders bei Pferden mit Hautproblemen wie Ekzemen oder Sommerekzemen eine signifikante Verbesserung bewirken. Omega-6-Fettsäuren hingegen, die in Ölen wie Sonnenblumenöl und Maiskeimöl vorhanden sind, tragen zur Stärkung der Hautbarriere bei und fördern die Hautelastizität. Ein ausgewogenes Verhältnis zwischen Omega-3- und Omega-6-Fettsäuren ist entscheidend für die Balance zwischen entzündungshemmenden und entzündungsfördernden Prozessen im Körper.

Leinöl ist besonders reich an Alpha-Linolensäure, einer Omega-3-Fettsäure, die sich positiv auf die Hautgesundheit auswirkt. Durch die regelmäßige Fütterung von Leinöl kann die Haut des Pferdes geschmeidiger und widerstandsfähiger gegen äußere Einflüsse werden. Zudem trägt das Öl dazu bei, dass das Fell einen natürlichen Glanz erhält. Die in Leinöl enthaltenen Fettsäuren werden vom Körper leicht aufgenommen und können daher effizient zur Hautpflege und zur Verbesserung der Fellqualität beitragen.

Ein weiteres Öl, das häufig in der Pferdefütterung verwendet wird, ist Hanföl. Es enthält ebenfalls einen hohen Anteil an Omega-3- und Omega-6-Fettsäuren im optimalen Verhältnis und zusätzlich Gamma-Linolensäure, eine spezielle Fettsäure, die ebenfalls entzündungshemmend wirkt und

Hautprobleme lindern kann. Durch die Fütterung von Hanföl kann juckende oder schuppige Haut beruhigt werden und das Wachstum eines dichten, glänzenden Fells unterstützt werden.

Es sei jedoch darauf hingewiesen, dass die Ergänzung mit natürlichen Ölen und Fettsäuren moderat erfolgen sollte. Eine Überdosierung kann zu unerwünschten Nebenwirkungen führen, wie z.B. Durchfall oder eine Belastung der Leber. Eine Menge von etwa 50 bis 100 ml Öl pro Tag ist in der Regel ausreichend für ein durchschnittlich großes Pferd. Es ist wichtig, auch auf die Qualität der Öle zu achten, um sicherzustellen, dass sie frei von Schadstoffen und von hoher Reinheit sind. Kaltgepresste Öle sind hier besonders zu empfehlen.

Kokosöl ist ein weiteres natürliches Öl, das in der Pferdepflege eingesetzt werden kann. Es besteht überwiegend aus gesättigten Fettsäuren, insbesondere Laurinsäure, die antimikrobielle Eigenschaften besitzt. Äußerlich angewendet, kann Kokosöl helfen, Hautinfektionen zu verhindern und Insektenstiche zu lindern. Es pflegt trockene oder rissige Haut und kann direkt auf die betroffenen Stellen aufgetragen werden. Kokosöl eignet sich zudem hervorragend, um ein Verkleben von Haaren zu verhindern und verleiht dem Fell einen seidigen Glanz.

Ein weiterer Aspekt der Hautpflege ist die Bedeutung von Vitamin E, einem wichtigen Antioxidans, das in vielen natürlichen Ölen enthalten ist, beispielsweise in Weizenkeimöl. Vitamin E unterstützt die Hautregeneration und schützt die Zellen vor oxidativem Stress. Dies kann besonders bei älteren Pferden oder solchen, die großem physischen Stress ausgesetzt sind, förderlich sein. Eine Ergänzung von Vitamin E durch die Fütterung von Weizenkeimöl bietet daher eine zusätzliche Unterstützung für die Hautgesundheit und das allgemeine Wohlbefinden des Pferdes.

Zusammenfassend lässt sich sagen, dass natürliche Öle und Fettsäuren ein wesentlicher Bestandteil der Ernährung und Pflege eines Pferdes sind. Sie tragen entscheidend zur Gesundheit von Haut und Fell bei und können Hautprobleme effektiv lindern. Durch die richtige Auswahl und Dosierung dieser wertvollen Öle kann das Wohlbefinden des Pferdes nachhaltig verbessert und das äußere Erscheinungsbild deutlich verschönert werden. Ein glänzendes, gesund aussehendes Fell ist nicht nur ein Zeichen für die Pflege, sondern auch ein Spiegel der inneren Gesundheit des Pferdes.

Richtige Anwendung und Dosierung

Die richtige Anwendung und Dosierung natürlicher Öle und Fettsäuren bei Pferden erfordert ein gutes Verständnis der Bedürfnisse des jeweiligen Tieres sowie fundierte Kenntnisse über die verschiedenen verfügbaren Öle. Die Bedeutung der korrekten Dosierung kann nicht genug betont werden, da sowohl Unter- als auch Überdosierung potenziell negative Auswirkungen auf die Gesundheit des Pferdes haben können. Öle und Fettsäuren sind wesentliche Bestandteile der Ernährung eines Pferdes und können helfen, die Gesundheit von Haut und Fell zu verbessern, das Immunsystem zu stärken und entzündliche Prozesse zu reduzieren.

Ein häufig verwendetes Öl in der Pferdefütterung ist Leinöl. Leinöl ist reich an Omega-3-Fettsäuren, die für ihre entzündungshemmenden Eigenschaften bekannt sind. Es wird empfohlen, mit einer kleinen Menge zu beginnen, etwa 30 bis 50 Milliliter pro Tag, und die Menge allmählich zu erhöhen, um den Stoffwechsel des Pferdes nicht zu überfordern. Eine gängige Enddosierung liegt bei etwa 100 bis 150 Millilitern pro Tag, abhängig von Größe und Aktivitätslevel des Pferdes. Eine schrittweise Erhöhung der Dosierung hilft, die Verträglichkeit zu prüfen und mögliche Magen-Darm-Probleme zu vermeiden.

Ein anderes beliebtes Öl ist Kokosöl, das mittelkettige Fettsäuren enthält und als Energiequelle sowie zur Unterstützung des Immunsystems genutzt werden kann. Die Dosierung von Kokosöl beginnt ebenfalls mit geringen Mengen, etwa 25 Gramm pro Tag, und kann je nach Bedarf und Verträglichkeit auf bis zu 100 Gramm pro Tag gesteigert werden. Da Kokosöl fest ist, muss es oft leicht erwärmt werden, um es flüssig zu machen und die Mischung mit dem Futter zu erleichtern.

Rapsöl ist eine weitere optionale Ergänzung, die aufgrund ihrer guten Verträglichkeit und des ausgewogenen Verhältnisses von Omega-3- und Omega-6-Fettsäuren geschätzt wird. Eine anfängliche Einführung von 30 Millilitern pro Tag, die allmählich auf etwa 100 Milliliter pro Tag gesteigert wird, ist oft ausreichend. Rapsöl kann bei regelmäßiger Anwendung zur Verbesserung der allgemeinen Kondition und der Hautgesundheit des Pferdes beitragen.

Es ist wichtig, auf die Gesamtfettaufnahme des Pferdes zu achten. Ergänzende Öle sollten niemals mehr als 15 Prozent der täglichen Ration ausmachen, um das Risiko von Gesundheitsproblemen zu minimieren. Eine regelmäßige

Überwachung der Körperkondition und des Magen-Darm-Verhaltens ist entscheidend, um Nebenwirkungen auszuschließen. Gelegentlich treten Fettverdauungsstörungen oder Durchfall auf, wenn die Fettmenge zu stark oder zu schnell erhöht wird.

Futterrationen sollten ausgewogen sein und andere Nährstoffe wie Proteine, Kohlenhydrate, Vitamine und Mineralien enthalten. Öle sind eine Ergänzung und kein Ersatz für andere wesentliche Bestandteile der Pferdeernährung. Eine enge Zusammenarbeit mit einem Tierarzt oder einer qualifizierten Fütterungsexpertin kann hilfreich sein, um die optimale Menge und Art des Öls für jedes individuelle Pferd zu bestimmen.

Weiterhin ist auf die Qualität der Öle zu achten. Frische, kaltgepresste Öle sind zu bevorzugen, da sie höhere Mengen an wertvollen Nährstoffen enthalten und weniger oxidiert sind als raffinierte Öle. Geöffnete Öle sollten kühl und dunkel gelagert werden, um ihre Qualität zu erhalten. Das Mindesthaltbarkeitsdatum sollte regelmäßig überprüft werden, da ranziges Öl gesundheitsschädlich für Pferde sein kann.

Die gleichzeitige Verwendung mehrerer Öle kann sinnvoll sein, um von den verschiedenen positiven Eigenschaften zu profitieren. Eine kombinationsweise Anwendung, wie etwa eine Mischung aus Leinöl und Kokosöl, ist oft effektiv. Dabei sollte jedoch darauf geachtet werden, dass die Gesamtsumme der zugeführten Öle innerhalb der empfohlenen Höchstmenge bleibt.

In der täglichen Praxis hat sich gezeigt, dass die Supplementierung mit natürlichen Ölen und Fettsäuren oft zu sichtbaren Verbesserungen im Fellglanz, der Hautgesundheit und der allgemeinen Vitalität des Pferdes führt. Besonders in stressigen Phasen, während der Fellwechselzeiten oder bei älteren Pferden kann die zusätzliche Unterstützung durch Öle wesentlich zu einem besseren Wohlbefinden beitragen.

Zusammenfassend lässt sich sagen, dass die richtige Dosierung und Anwendung von natürlichen Ölen und Fettsäuren bei Pferden spezifische Kenntnisse und eine sensible Handhabung erfordert. Eine schrittweise Einführung, eine ständige Beobachtung der Gesundheit und eine enge Zusammenarbeit mit tiermedizinischen Fachkräften bilden die Basis für den erfolgreichen Einsatz dieser wertvollen Nahrungsergänzungen.

Kombination und Wechselwirkungen von Ölen

Der Einsatz natürlicher Öle und Fettsäuren in der Ernährung von Pferden hat in den letzten Jahren zunehmend an Bedeutung gewonnen. Ein wichtiger Aspekt, den man dabei im Blick behalten muss, ist die Kombination und die möglichen Wechselwirkungen von verschiedenen Ölen. Nicht alle Öle sind gleich und ihre Zusammensetzung kann sich deutlich unterscheiden, was sich wiederum auf die Gesundheit und das Wohlbefinden Ihres Pferdes auswirkt. Im Folgenden werden die gängigen Öle und ihre Wechselwirkungen erläutert, sowie einige Empfehlungen gegeben, wie Sie die besten Ergebnisse erzielen können.

Zunächst einmal ist es wichtig zu verstehen, dass Öle unterschiedliche Fettsäuren enthalten, die sich in gesättigte und ungesättigte Fettsäuren unterteilen lassen. Ungesättigte Fettsäuren sind in der Regel gesünder und enthalten essenzielle Fettsäuren wie Omega-3- und Omega-6-Fettsäuren. Diese essenziellen Fettsäuren spielen eine zentrale Rolle in verschiedenen Körperfunktionen, darunter die Regulierung von Entzündungen und die Unterstützung des Immunsystems. Gesättigte Fettsäuren sollten eher in Maßen gefüttert werden, da ein Übermaß an diesen Fettsäuren das Risiko von Herz-Kreislauf-Erkrankungen erhöhen kann, auch bei Pferden.

Ein populäres Öl in der Pferdefütterung ist Leinöl, das reich an Omega-3-Fettsäuren ist. Omega-3-Fettsäuren sind dafür bekannt, entzündungshemmend zu wirken und somit besonders vorteilhaft bei älteren Pferden oder solchen mit Gelenkproblemen oder allergischen Reaktionen. Ein weiteres häufig verwendetes Öl ist Sonnenblumenöl, das einen hohen Anteil an Omega-6-Fettsäuren aufweist. Während Omega-6-Fettsäuren ebenfalls essenziell sind, ist es wichtig, ein ausgewogenes Verhältnis zwischen Omega-3 und Omega-6 zu erreichen. Ein Übermaß an Omega-6-Fettsäuren kann entzündungsfördernd wirken, weshalb die Kombination von Leinöl und Sonnenblumenöl häufig angewendet wird, um dieses Gleichgewicht zu erhalten.

Ein drittes Öl, das in der Ernährung von Pferden weit verbreitet ist, ist Kokosöl. Kokosöl enthält gesättigte Fettsäuren, darunter mittelkettige Triglyceride (MCTs), die leicht verdaulich sind und schnell Energie liefern. Es kann besonders hilfreich für Pferde sein, die viel Energie benötigen, zum Beispiel Leistungspferde. Allerdings sollte Kokosöl sparsam und in Kombination mit anderen Ölen verwendet werden, um ein ausgewogenes Fettsäureprofil zu gewährleisten.

Die Wechselwirkungen zwischen verschiedenen Ölen können spezifische gesundheitliche Vorteile bieten, wenn sie richtig kombiniert werden. Beispielsweise zeigt die Mischung aus Leinöl und Sonnenblumenöl eine ausgeglichene Zufuhr von Omega-3- und Omega-6-Fettsäuren. Dies kann dazu beitragen, Entzündungen zu reduzieren und gleichzeitig die Haut- und Fellgesundheit zu verbessern. Zusätzlich kann die Einbindung kleiner Mengen an Kokosöl die Energieversorgung sicherstellen, ohne das Fettsäureverhältnis signifikant zu stören.

Es ist jedoch wichtig zu beachten, dass nicht alle Öle gut miteinander kombinierbar sind. Einige Öle können sich in ihrer Wirkung gegenseitig aufheben oder unerwünschte Nebenwirkungen hervorrufen. Beispielsweise sollte Fischöl, ebenfalls reich an Omega-3-Fettsäuren, vorsichtig eingesetzt werden, da es bei Pferden in großen Mengen Verdauungsprobleme wie Durchfall verursachen kann. Beim Mischen von Fischöl mit anderen Ölen wie Leinöl ist daher besondere Vorsicht geboten und eine langsame Einführung in die Ernährung des Pferdes ratsam.

Ein weiterer Punkt, der beachtet werden sollte, ist die Haltbarkeit der Öle. Viele pflanzliche Öle sind nicht besonders lange haltbar und können ranzig werden, wenn sie nicht richtig gelagert werden. Ranzige Öle können nicht nur ihren

Nährstoffgehalt verlieren, sondern auch gesundheitsschädlich sein. Daher ist es sinnvoll, größere Mengen Öl in dunklen, kühlen und verschlossenen Behältern zu lagern und nur so viel Öl zu öffnen oder mischen, wie in einem relativ kurzen Zeitraum verbraucht wird.

Neben den gesundheitlichen Aspekten und der richtigen Lagerung spielt auch die Dosierung eine entscheidende Rolle. Die optimale Menge an Öl kann je nach Pferd und seinem individuellen Ernährungsbedarf variieren. Grundsätzlich sollten neue Öle langsam und in kleinen Mengen in die Ernährung eingeführt werden, um den Verdauungstrakt des Pferdes nicht zu überlasten. Eine zu schnelle oder zu hohe Dosierung kann zu Verdauungsproblemen wie Durchfall führen.

Neben der physischen Gesundheit kann die richtige Kombination von Ölen auch positive Auswirkungen auf das Verhalten und die Leistungsfähigkeit des Pferdes haben. Pferde, die ausreichend mit essenziellen Fettsäuren versorgt werden, zeigen oft verbesserte Konzentrationsfähigkeit und Ausdauer.

Abschließend lässt sich sagen, dass die richtige Kombination und das Verständnis der Wechselwirkungen unterschiedlicher Öle und Fettsäuren von entscheidender Bedeutung für die Gesundheit und das Wohlbefinden Ihres Pferdes sind. Mit Bedacht ausgewählte und kombinierte Öle können nicht nur körperliche Beschwerden lindern, sondern auch die allgemeine Lebensqualität Ihres Pferdes erheblich verbessern.

6. Kräuter und ihre Anwendungen

Übersicht über nützliche Kräuter

Seit Jahrhunderten schätzen Pferdehalter und Tierheilpraktiker die wohltuenden und heilenden Eigenschaften von Kräutern. Diese natürlichen Pflanzen bieten eine beeindruckende Vielfalt an therapeutischen Anwendungen und können das Wohlbefinden unserer vierbeinigen Freunde erheblich verbessern. Die Expertise in der Verwendung von Kräutern bei der Pflege und Heilung von Pferden ist über die Jahre gereift und hat sich zu einem wertvollen Wissen entwickelt. Im Folgenden finden Sie eine Übersicht über einige der nützlichsten Kräuter, die für die Gesundheit Ihrer Pferde von Bedeutung sein können.

Brennnessel ist eine kraftvolle Pflanze, die als wahres Multitalent unter den Kräutern gilt. Ihre Blätter sind reich an Vitaminen und Mineralien, insbesondere Vitamin C, Eisen, Magnesium und Kalzium. Brennnesseln wirken blutreinigend, entzündungshemmend und harntreibend, wodurch sie besonders wertvoll für die Unterstützung des Stoffwechsels und die Stärkung des Immunsystems sind. Ein Tee aus

Brennnesselblättern kann beispielsweise bei der Entgiftung des Körpers helfen und das allgemeine Wohlbefinden steigern.

Kamille, mit ihren charakteristischen weißen Blütenköpfen, ist ebenfalls eine wahre Schatzkammer der Naturheilkunde. Sie wird traditionell wegen ihrer beruhigenden und entzündungshemmenden Eigenschaften verwendet. Kamille kann innerlich als Tee oder äußerlich in Form von Umschlägen oder Bädern angewendet werden. Sie hilft bei Verdauungsproblemen, beruhigt gereizte Haut und Schleimhäute und fördert die Heilung von Wunden. Zudem hat Kamille eine entspannende Wirkung auf das Nervensystem, was sie zu einem wertvollen Mittel bei Stress und Unruhe macht.

Thymian ist ein weiteres bemerkenswertes Kraut, das sich durch seine antiseptischen und entzündungshemmenden Eigenschaften auszeichnet. Thymian wird häufig bei Atemwegserkrankungen eingesetzt, da er gegen Bakterien, Viren und Pilze wirkt und somit Atemwege frei hält. Ein Tee oder Inhalationen mit Thymian können Husten lindern und Schleim lösen, was besonders in der kalten Jahreszeit hilfreich ist.

Ringelblume, auch als Calendula bekannt, besticht durch ihre orangefarbenen Blüten und ihre vielseitigen therapeutischen Anwendungen. Die Ringelblume ist besonders effektiv bei der Heilung von Hautverletzungen, Entzündungen und Infektionen. Sie kann in Form von Salben, Cremes oder Tees verwendet werden, um Wunden zu reinigen und das Gewebe zu regenerieren. Ihre heilenden Eigenschaften machen sie auch zu einem wertvollen Bestandteil in Pflegeprodukten für die Hautgesundheit von Pferden.

Echinacea, auch unter dem Namen Sonnenhut bekannt, ist ein kraftvolles Immunstimulans. Diese Pflanze stärkt das Immunsystem, indem sie die Produktion von weißen Blutkörperchen anregt, die für die Abwehr von Infektionen zuständig sind. Echinacea ist besonders wertvoll zur Vorbeugung und Behandlung von Erkältungen und anderen Infektionen. Die Pflanze kann als Tinktur, Pulver oder Tee verabreicht werden.

Knoblauch ist nicht nur in der menschlichen Ernährung geschätzt, sondern auch ein wertvolles Kraut in der Pferdepflege. Er hat starke antibakterielle, antivirale und antiparasitäre Eigenschaften. Knoblauch kann helfen, das Immunsystem zu stärken und Parasiten wie Würmer und Flöhe abzuwehren. Da der Geruch des Knoblauchs oft vom Körper der Pferde abgesondert wird, hält er auch lästige Insekten fern.

Ginkgo hat eine lange Tradition in der Naturheilkunde und wird hauptsächlich wegen seiner positiven Auswirkungen auf die Durchblutung geschätzt. Die Blätter des Ginkgo-Baums verbessern die Mikrozirkulation und fördern somit die Sauerstoffversorgung des Gewebes. Dies kann besonders bei älteren Pferden oder Tieren mit Durchblutungsstörungen von Nutzen sein. Außerdem wird Ginkgo eine unterstützende Wirkung auf die geistige Leistungsfähigkeit zugeschrieben.

Aloe Vera ist eine Pflanze, die hauptsächlich für ihre Wirkung auf Haut und Schleimhäute bekannt ist. Das Gel aus den Blättern der Aloe Vera hat kühlende, entzündungshemmende und feuchtigkeitsspendende Eigenschaften. Es kann zur Behandlung von Verbrennungen, Insektenstichen und Wunden sowie zur Pflege trockener oder gereizter Haut eingesetzt werden. Aloe Vera hilft nicht nur bei der äußerlichen Anwendung, sondern kann auch innerlich zur Unterstützung des Verdauungssystems genutzt werden.

Baldrian ist bekannt für seine beruhigende Wirkung und wird oft bei nervösen oder gestressten Pferden eingesetzt. Die Wurzel dieses Krauts enthält Wirkstoffe, die das

Nervensystem entspannen und Stress abbauen können. Baldrian kann in Form von Tees, Tinkturen oder als Bestandteil von Kräutermischungen verabreicht werden, um die Entspannung und das allgemeine Wohlbefinden der Pferde zu fördern.

Milchdistel ist ein leistungsstarkes Kraut, das vor allem für seine leberschützenden Eigenschaften bekannt ist. Sie unterstützt die Regeneration von Leberzellen und hilft bei der Entgiftung von Schadstoffen. Dies ist besonders wichtig für Pferde, die leberschädigenden Medikamenten oder Umweltgiften ausgesetzt sind. Die Samen der Milchdistel werden oftmals zu einem Pulver verarbeitet und dem Futter beigefügt.

In der Welt der Kräuterkunde gibt es unzählige Pflanzen mit einzigartigen Eigenschaften und potenziellen Vorteilen für Pferde. Das Verständnis und die sorgfältige Anwendung dieser natürlichen Heilmittel können einen wesentlichen Beitrag zur Gesundheit und zum Wohlbefinden unserer Pferde leisten. Es ist jedoch wichtig zu betonen, dass die Verwendung von Kräutern stets in Absprache mit einem Tierheilpraktiker oder Tierarzt erfolgen sollte. Die Bedürfnisse jedes Pferdes sind individuell, und die richtige Dosierung und Anwendung sind entscheidend für den Erfolg der

Behandlung. In vielen Fällen können Kräuter als Ergänzung zu herkömmlichen Behandlungsmethoden eingesetzt werden und eine umfassende Unterstützung für die Gesundheit und das Wohlbefinden bieten.

Kräuter zur Unterstützung von Verdauung und Stoffwechsel

Pferde sind faszinierende und majestätische Lebewesen, deren Wohlbefinden sowohl von ihrer Ernährung als auch ihrem allgemeinen Gesundheitszustand abhängt. Ein wichtiges Element der Pferdegesundheit ist die Unterstützung eines gesunden Verdauungssystems und Stoffwechsels. Kräuter zur Unterstützung von Verdauung und Stoffwechsel können hier eine wertvolle Ergänzung darstellen. Diese natürlichen Heilmittel sind für ihre vielfältigen Wirkungen bekannt und können Pferde dabei unterstützen, effizienter und gesünder zu verdauen, Nährstoffe besser zu verwerten und insgesamt in einem verbesserten Gleichgewicht zu sein.

Eines der am häufigsten verwendeten Kräuter zur Unterstützung der Verdauung bei Pferden ist der Fenchel. Fenchel ist bekannt für seine entkrampfende und blähungslindernde Wirkung. Seine ätherischen Öle können helfen, den

Magen-Darm-Trakt zu beruhigen und Blähungen sowie Koliken vorzubeugen. Besonders bei Pferden, die zu Verdauungsproblemen neigen oder empfindlich auf Futterumstellungen reagieren, kann Fenchel eine beruhigende Wirkung haben.

Neben Fenchel ist auch die Kamille ein weit verbreitetes Kraut zur Unterstützung des Verdauungssystems. Kamille wirkt entzündungshemmend und beruhigend. Sie fördert die Heilung von Magen-Darm-Schleimhäuten und kann helfen, Durchfall und Entzündungen zu lindern. Zudem hat Kamille eine milde sedative Wirkung, die bei nervösen und gestressten Pferden eine wohltuende Ergänzung sein kann.

Auch die Mariendistel spielt eine bedeutende Rolle in der Kräuteranwendung zur Unterstützung von Verdauung und Stoffwechsel bei Pferden. Vor allem das in der Mariendistel enthaltene Silymarin hat eine stark leberschützende Wirkung. Es unterstützt die Regeneration der Leberzellen und fördert die Entgiftung. Eine gesunde Leber ist essentiell für eine effiziente Verdauung und den Abbau von Stoffwechselprodukten. Gerade bei Pferden, die aufgrund von Medikamentengabe oder falscher Fütterung einer erhöhten Leberbelastung ausgesetzt sind, kann die Mariendistel ein wertvolles Heilmittel sein.

Brennnessel ist ein weiteres Kraut, das häufig zur Unterstützung des Stoffwechsels eingesetzt wird. Sie wirkt blutreinigend und stoffwechselanregend. Brennnessel kann helfen, überschüssige Stoffwechselprodukte aus dem Körper zu spülen und die Durchblutung zu verbessern. Zudem ist Brennnessel reich an Vitaminen und Mineralstoffen, die zur Stärkung des Immunsystems beitragen.

Salbei wird ebenfalls gern eingesetzt, um die Verdauung bei Pferden zu fördern. Salbei hat eine adstringierende Wirkung, das heißt, er zieht die Schleimhäute zusammen und kann übermäßige Flüssigkeitsabsonderungen im Darm vermindern. Zudem wirkt Salbei antibakteriell und entzündungshemmend, was bei Verdauungsstörungen sehr hilfreich sein kann.

Besondere Aufmerksamkeit verdient auch die Verwendung von Ingwer zur Unterstützung des Verdauungstraktes bei Pferden. Ingwer ist weithin bekannt für seine entzündungshemmenden und antiemetischen Eigenschaften, was bedeutet, dass er Übelkeit und Erbrechen verhindern kann. Bei Pferden kann Ingwer helfen, die Durchblutung im Magen-Darm-Bereich zu verbessern und die Verdauung zu fördern. Auch seine schmerzlindernde Wirkung macht Ingwer zu einem großartigen Begleiter für Pferde, die an chronischen Schmerzen im Verdauungstrakt leiden.

Ein weiteres hilfreiches Kraut ist der Löwenzahn. Löwenzahn wird traditionell zur Unterstützung der Leber- und Nierenfunktion eingesetzt und fördert die Ausscheidung von Giftstoffen. Seine Bitterstoffe regen die Produktion von Magensäften und Galle an, was die Verdauung von Fetten unterstützt. Löwenzahn kann somit den gesamten Verdauungsprozess optimieren und zur Aufrechterhaltung eines gesunden Stoffwechsels beitragen.

Rosmarin sollte nicht unerwähnt bleiben, wenn es um die Förderung der Verdauung und des Stoffwechsels geht. Rosmarin stimuliert die Durchblutung und hat antioxidative Eigenschaften, die die allgemeine Gesundheit fördern. Er unterstützt die Leberfunktion und kann helfen, Verdauungsstörungen zu lindern. Darüber hinaus wirkt Rosmarin antimikrobiell und kann die Darmflora positiv beeinflussen.

Zuletzt ist auch die Pfefferminze ein äußerst nützliches Kraut, um die Verdauung von Pferden zu unterstützen. Pfefferminze kann krampflösend wirken und Blähungen sowie Koliken vorbeugen. Die ätherischen Öle der Pfefferminze fördern den Gallenfluss und unterstützen somit die Fettverdauung. Ihre beruhigende Wirkung auf den Magen-Darm-Trakt macht sie zu einer idealen Wahl bei Verdauungsbeschwerden und allgemeinen Magenproblemen.

Die Kombination verschiedener Kräuter kann oft synergistische Effekte erzielen, die die Gesamtwirkung verstärken. Beim Einsatz von Kräutern sollte jedoch stets auf die richtige Dosierung und die Bedürfnisse des einzelnen Pferdes geachtet werden. Eine zu hohe Dosis kann unerwünschte Nebenwirkungen haben, während eine zu niedrige Dosis möglicherweise nicht die gewünschten Ergebnisse bringt. Im Zweifelsfall sollte immer ein Tierarzt oder ein auf Kräutermedizin spezialisierter Tierheilpraktiker konsultiert werden, um die optimale Kräutermischung und Dosierung zu bestimmen.

Zusammenfassend bieten Kräuter eine natürliche und oft schonende Möglichkeit, die Verdauung und den Stoffwechsel von Pferden zu unterstützen. Durch ihre vielfältigen Wirkungen können sie zur Linderung von Verdauungsbeschwerden beitragen, die Leber- und Nierenfunktionen unterstützen und die allgemeine Gesundheit und Vitalität der Pferde fördern. Ihre Anwendung sollte jedoch immer gut überlegt und an die individuellen Bedürfnisse der Tiere angepasst werden, um maximale gesundheitliche Vorteile zu erzielen.

Entzündungshemmende und schmerzlindernde Kräuter

Entzündungen und Schmerzen sind bei Pferden häufige Gesundheitsprobleme, die verschiedene Ursachen haben können, darunter Verletzungen, Überanstrengung, Infektionen oder chronische Erkrankungen wie Arthritis. Im Bestreben, das Wohlbefinden von Pferden zu fördern, haben sich viele Pferdehalter und -trainer den natürlichen Heilmitteln zugewandt, insbesondere entzündungshemmenden und schmerzlindernden Kräutern. Diese Kräuter bieten eine sanfte und dennoch wirksame Alternative zu pharmakologischen Behandlungen und können eine wertvolle Ergänzung zur traditionellen Veterinärmedizin darstellen.

Ein bekanntes entzündungshemmendes Kraut ist die Weidenrinde (Salix alba). Sie enthält Salicin, eine Substanz, die im Körper zu Salicylsäure umgewandelt wird – einem Bestandteil des Aspirins. Weidenrinde wird seit Jahrhunderten zur Linderung von Schmerzen und Entzündungen eingesetzt. Für Pferde kann diese Rinde besonders nützlich bei der Behandlung von Gelenkentzündungen und anderen entzündlichen Erkrankungen sein. Allerdings sollten Pferdehalter vor der Anwendung von Weidenrinde Vorsicht walten lassen und sicherstellen, dass keine Kontraindikationen, wie etwa bestehende Magen-Darm-Probleme, vorliegen, da Salicylsäure bei empfindlichen Tieren zu Magenreizungen führen kann.

Ein weiteres wertvolles Kraut ist die Teufelskralle (Harpagophytum procumbens), die vor allem für ihre entzündungshemmenden und schmerzlindernden Eigenschaften bekannt ist. Die Wurzel der Pflanze enthält Harpagosid, eine Verbindung, die die Produktion von entzündungsfördernden Zytokinen hemmt. Teufelskralle wird oft bei chronischen Erkrankungen des Bewegungsapparates wie beispielsweise bei Arthrose und Sehnenentzündungen verwendet. Studien haben gezeigt, dass Teufelskralle die Beweglichkeit der Gelenke verbessert und gleichzeitig Schmerzen reduziert, ohne die Nebenwirkungen, die häufig mit nichtsteroidalen Entzündungshemmern verbunden sind.

Ingwer (Zingiber officinale) ist ein weiteres Kraut, das aufgrund seiner entzündungshemmenden und schmerzlindernden Wirkungen geschätzt wird. Der aktive Bestandteil, Gingerol, wirkt ähnlich wie nichtsteroidale Antirheumatika, indem er die Synthese von Prostaglandinen hemmt, die eine Schlüsselrolle in der Entzündungsreaktion spielen. Ingwer kann als Pulver oder in frischer Form den Pferden gefüttert werden, um die Schmerzen und Entzündungen bei Erkrankungen wie Koliken oder auch muskulären Problemen zu lindern. Aufgrund seines kräftigen Geschmacks ist es empfehlenswert, Ingwer langsam in die Futterration zu integrieren, um eine Akzeptanz durch das Pferd zu erreichen.

Harnsäurekristalle in den Gelenken können zu schmerzhaften Beschwerden wie Gicht führen. Brennnessel (Urtica dioica) ist ein Kraut, das dabei helfen kann, diese Kristalle aufzulösen und aus dem Körper auszuleiten. Die Pflanze ist reich an Mineralstoffen und Vitaminen und besitzt entzündungshemmende Eigenschaften. Für Pferde kann Brennnessel zudem als Diuretikum wirken, das überschüssige Flüssigkeiten und Giftstoffe aus dem Körper transportiert und somit Schwellungen reduziert.

Eine weitere wichtige Pflanze ist Kurkuma (Curcuma longa), auch Gelbwurz genannt. Kurkuma enthält Curcumin, eine bioaktive Substanz, die entzündungshemmende und antioxidative Eigenschaften besitzt. Curcumin hemmt die Aktivität und Synthese von Entzündungsenzymen und kann die Symptome von entzündlichen

Gelenkerkrankungen lindern. Kurkuma kann als Pulver in die tägliche Futterration des Pferdes integriert werden und wirkt nicht nur entzündungshemmend, sondern unterstützt auch das Immunsystem und die allgemeine Gesundheit.

Rosmarin (Rosmarinus officinalis) ist ein weiteres Heilkraut, das bei der Behandlung von Entzündungen und Schmerzen seine Anwendung findet. Es enthält Rosmarinsäure, die entzündungshemmend und antioxidativ wirkt. Rosmarin kann zur äußerlichen Anwendung als Öl oder Tinktur verwendet werden, um schmerzende Muskeln und Gelenke zu behandeln. Die innerliche Anwendung in Form von Rosmarinblättern oder Tee kann zusätzlich die Durchblutung verbessern und den Heilungsprozess unterstützen.

Ein traditionelles Mittel der Naturheilkunde ist Kamille (Matricaria chamomilla), die für ihre beruhigenden und entzündungshemmenden Eigenschaften bekannt ist. Kamille enthält Bisabolol und Apigenin, die entzündungshemmend wirken und helfen, die Schmerzen bei Koliken und Entzündungen des Verdauungstrakts zu lindern. Kamillentee oder Kamillenblüten können den Pferden bei Verdauungsbeschwerden sowie zur allgemeinen Beruhigung verabreicht werden.

Es ist wichtig zu betonen, dass die Sicherheit und Wirksamkeit dieser Kräuter von der korrekten Dosierung und der individuellen Reaktion des Pferdes abhängen. Vor der Anwendung neuer Kräuter sollten Pferdehalter Rücksprache mit einem Tierarzt halten, um mögliche Wechselwirkungen mit anderen Medikamenten auszuschließen und sicherzustellen, dass das ausgewählte Kraut für das spezifische gesundheitliche Problem des Pferdes geeignet ist.

Zusammenfassend lässt sich sagen, dass entzündungshemmende und schmerzlindernde Kräuter eine wertvolle Alternative oder Ergänzung zur konventionellen Therapie darstellen können. Durch den gezielten Einsatz solcher Naturheilmittel können Pferde auf sanfte Weise von Entzündungen und Schmerzen befreit werden, während gleichzeitig die Belastung durch synthetische Medikamente verringert wird.

Kräuter für Stressabbau und Verhaltensunterstützung

Pferde sind von Natur aus Fluchttiere und daher oft empfindlich gegenüber Stress und Veränderungen in ihrer Umgebung. Diese Stressfaktoren können verschiedene Verhaltensprobleme hervorrufen, einschließlich Nervosität, Angst und sogar aggressivem Verhalten. Kräuter bieten eine natürliche Alternative zur chemischen Behandlung, um Pferden bei Stressabbau und Verhaltensunterstützung zu helfen. Ihre sanften, aber wirkungsvollen Eigenschaften können das Wohlbefinden und die Lebensqualität der Pferde maßgeblich verbessern.

Lavendel ist eines der bekanntesten Kräuter, das beruhigende Eigenschaften hat. Seine Anwendung kann in Form von getrockneten Blüten, Tees oder ätherischen Ölen erfolgen. Lavendel wirkt hauptsächlich durch seine beruhigende Duftkomponente, die über das Riechsystem des Pferdes aufgenommen wird. Der Duft des Lavendels kann bei einem nervösen Pferd eine sofortige beruhigende Wirkung haben. Untersuchungen haben gezeigt, dass sowohl Menschen als auch Tiere auf den Duft des Lavendels mit einer Reduktion der Herzfrequenz und einem allgemeinen Gefühl der Entspannung reagieren. In praktischen Anwendungen kann Lavendel in die Pferdebox gehängt oder als ätherisches Öl auf ein Tuch getropft und in der unmittelbaren Umgebung platziert werden. Bei der Anwendung von ätherischen Ölen ist jedoch Vorsicht geboten, da einige Pferde empfindlich auf diese konzentrierten Formen reagieren können.

Kamille ist ein weiteres Kraut, das für seine beruhigende und entspannende Wirkung bekannt ist. Kamillentee kann sowohl innerlich als auch äußerlich angewendet werden. Innerlich verabreicht kann Kamillentee dazu beitragen, nervöse Spannungen zu lösen und das allgemeine Wohlbefinden zu fördern. Äußerlich angewendet, beispielsweise durch das Einsprühen des Tees auf das Fell, kann es ebenfalls eine beruhigende Wirkung auf das Pferd ausüben. Kamille ist besonders nützlich für Pferde, die unter stressbedingten Verdauungsproblemen leiden, da das Kraut sowohl beruhigend auf die Nerven als auch auf die Verdauung wirkt.

Baldrianwurzel ist eines der ältesten und effektivsten Beruhigungsmittel in der Naturheilkunde. Es ist bekannt, dass Baldrian spezifische chemische Komponenten hat, die auf das zentrale Nervensystem wirken und dadurch eine beruhigende Wirkung erzielen. Baldrian kann als getrocknete Wurzel, als Tee oder in Form von Tinkturen verabreicht werden. Wichtig ist, die Dosierung genau zu beachten, da eine zu hohe Dosis den gegenteiligen Effekt haben und Unruhe hervorrufen kann. Eine moderate Menge Baldrian kann jedoch erheblich dazu beitragen, Angstzustände und Nervosität bei Pferden zu reduzieren.

Melisse, auch bekannt als Zitronenmelisse, ist ein weiteres Kraut, das wegen seiner beruhigenden und angstlösenden Eigenschaften geschätzt wird. Wie Lavendel kann Melisse als Tee, in getrockneter Form oder als ätherisches Öl verwendet werden. Melisse hilft, das Nervensystem zu stabilisieren und emotionales Gleichgewicht zu fördern. Der angenehme Duft hat zudem die Wirkung, Stress und Anspannung zu verringern. Der Tee aus Melissenblättern kann als Ergänzung ins Futter oder Trinkwasser gemischt werden, wobei auch hier auf die richtige Dosierung zu achten ist, um die bestmöglichen Ergebnisse zu erzielen.

Passionsblume ist ein Kraut, das besonders bei chronischem Stress und Verhaltensstörungen empfohlen wird. Passionsblume wirkt entkrampfend und beruhigend, ohne das Pferd dabei zu sedieren. Es kann helfen, die allgemeine Stimmung zu stabilisieren und nervöse Spannungen abzubauen. Die Einnahme erfolgt meist in Form von Tinkturen oder getrockneten Blättern, die dem Futter beigemischt werden können. Es gibt Belege dafür, dass Passionsblume die Produktion von Gamma-Aminobuttersäure (GABA) im Gehirn erhöht, einer Substanz, die eine entspannende Wirkung auf das Nervensystem hat.

Johanniskraut, ebenfalls bekannt für seine beruhigenden Eigenschaften, kann sowohl bei nervlichen als auch bei emotionalen Ungleichgewichten eingesetzt werden. Es hat sich gezeigt, dass Johanniskraut die Serotoninproduktion im Gehirn beeinflusst, was zu einer Verbesserung der Stimmung und einer Verringerung von Angst führt. Wie bei Baldrian ist es hier besonders wichtig, die richtige Dosierung zu beachten, da Johanniskraut in hohen Mengen Leberprobleme verursachen kann. Kleinere Mengen sind jedoch sicher und effektiv für den regelmäßigen Gebrauch.

Viele dieser Kräuter wirken am besten in Kombination, da sie sich gegenseitig in ihrer Wirkung unterstützen können. Es ist wichtig, die individuellen Bedürfnisse des Pferdes zu berücksichtigen und gegebenenfalls die Kenntnisse eines Tierheilpraktikers oder Tierarztes einzuholen, um festzustellen, welche Kräuter und welche Dosierungen am besten geeignet sind. Durch den gezielten Einsatz dieser beruhigenden Kräuter kann man nicht nur das allgemeine Wohlbefinden des Pferdes verbessern, sondern auch gezielt Verhaltensprobleme mindern, die durch Stress und Unsicherheit ausgelöst werden. Natürliche Heilmittel stellen somit eine wertvolle Ergänzung zur ganzheitlichen Pflege und Betreuung von Pferden dar.

Sicherheitsaspekte und Anwendungsrichtlinien

Die Anwendung von Kräutern bei der Pflege und Behandlung von Pferden kann viele Vorteile bieten, doch es ist essentiell, die Sicherheitsaspekte und Anwendungsrichtlinien zu beachten, um mögliche Risiken zu minimieren. Kräuter besitzen heilende Eigenschaften, die bei richtiger Verwendung das Wohlbefinden und die Gesundheit eines Pferdes fördern können. Allerdings ist jedes Kraut einzigartig und weist unterschiedliche Wirkstoffe auf, deren unsachgemäße Nutzung gesundheitliche Probleme verursachen kann. Daher ist es unerlässlich, sich vor jeder Anwendung umfassend zu informieren und im Zweifelsfall fachkundigen Rat einzuholen.

Zunächst ist es entscheidend, qualitativ hochwertige Kräuter von zuverlässigen Quellen zu beziehen. Minderwertige oder falsch gelagerte Waren können Verunreinigungen enthalten und die gewünschten therapeutischen Effekte mindern oder gar gefährliche Nebenwirkungen verursachen. Beim Kauf sollten Kräuter auf ihre Herkunft, Verarbeitung und Lagerung überprüft werden. Anbieter, die Transparenz über die Herkunft und Verarbeitungsmethoden ihrer Produkte bieten, sind oft vertrauenswürdiger. Darüber hinaus sollten die Kräuter so frisch wie möglich verwendet werden, da ihre Wirksamkeit mit der Zeit nachlassen kann.

Ein weiterer wichtiger Aspekt ist die korrekte Dosierung der Kräuter. Pferde haben im Vergleich zu Menschen und anderen Haustieren ein vergleichsweise sensibles Verdauungssystem, und eine Überdosierung kann zu Vergiftungen oder unerwünschten Nebenwirkungen führen. Dosierungsempfehlungen sollten stets genau befolgt und an die speziellen Bedürfnisse und den Gesundheitszustand des individuellen Pferdes angepasst werden. Falls Unsicherheiten bestehen, ist es ratsam, sich von einem Tierarzt oder einem erfahrenen Therapeuten beraten zu lassen, der sich auf phytotherapeutische Anwendungen spezialisiert hat.

Die richtige Anwendungsform ist ebenso bedeutsam. Kräuter können in verschiedenen Formen angeboten werden, einschließlich getrocknet, als Teeaufguss, Tinktur oder Extrakt. Einige Kräuter eignen sich besser für die innere Anwendung, während andere für äußerliche Anwendungen vorgesehen sind. Es ist wichtig, die jeweilige Darreichungsform zu wählen, die am besten zum Gesundheitsproblem und den Bedürfnissen des Pferdes passt. So sollten z.B. Tinkturen in verdünnter Form verabreicht werden, um die Schleimhäute nicht zu reizen, während manche Kräuter in Form von Umschlägen oder Salben gezielt auf betroffene Körperbereiche aufgetragen werden können.

Kräuter sollten niemals unkritisch und ohne Kenntnis ihrer spezifischen Wirkungen kombiniert werden. Einige Kräuter können in Kombination ihre Wirksamkeit verstärken oder gegenseitig hemmen, was zu unerwünschten Wechselwirkungen führen kann. Es ist empfehlenswert, stets eine Therapie mit einem einzelnen Kraut zu beginnen, um die Verträglichkeit zu überprüfen, bevor weitere Kräuter hinzugefügt werden. Bei der Entscheidung für eine Kombination verschiedener Kräuter ist es ratsam, auf bewährte und gut dokumentierte Rezepturen zurückzugreifen und sich gegebenenfalls fachkundigen Rat einzuholen.

Zu beachten ist auch die Dauer der Anwendung. Kräuteranwendungen sollten nicht über einen längeren Zeitraum ohne Unterbrechungen erfolgen, um eine Überlastung des Organismus und das Risiko unerwünschter Langzeiteffekte zu vermeiden. Nach einer bestimmten Anwendungszeit ist es sinnvoll, eine Pause einzulegen und den Gesundheitszustand des Pferdes zu beobachten. Regelmäßige Pausen gewährleisten, dass der Organismus des Pferdes die Gelegenheit hat, natürlich zu reagieren und sich zu erholen.

Besondere Vorsicht ist bei trächtigen Stuten und jungen Pferden geboten. Einige Kräuter können Wehen auslösen oder die Entwicklung des Fötus beeinträchtigen und sind daher während der Trächtigkeit zu vermeiden. Junge Pferde reagieren empfindlicher auf bestimmte Wirkstoffe, und ihre Anwendung sollte nur nach gründlicher Überlegung erfolgen. Ebenso sollten bei Pferden mit bestehenden Erkrankungen oder Medikamenteneinnahme mögliche Wechselwirkungen berücksichtigt werden. Es ist unerlässlich, vor der Anwendung von Kräutern bei diesen speziellen Patientengruppen eine tierärztliche Konsultation in Anspruch zu nehmen.

Schließlich ist eine regelmäßige Überwachung und Dokumentation der Kräuteranwendung sinnvoll. Notizen über Dosierungen, Anwendungsformen und beobachtete Wirkungen helfen, den Therapieerfolg zu bewerten und eventuelle Anpassungen vorzunehmen. Eine sorgfältige Dokumentation erleichtert nicht nur die Nachverfolgung der Behandlung, sondern stellt auch sicher, dass alle Beteiligten, einschließlich Tierarzt und Pferdepfleger, informiert sind und dementsprechend handeln können.

Die Verwendung von Kräutern kann eine wertvolle Ergänzung zur klassischen Veterinärmedizin darstellen, solange die Sicherheitsaspekte und Anwendungsrichtlinien sorgfältig beachtet werden. Mit der nötigen Umsicht und Fachwissen kann die phytotherapeutische Behandlung zur

Förderung der Gesundheit und des Wohlbefindens von Pferden beitragen.

7. Probiotika und Darmgesundheit

Wichtigkeit eines gesunden Darmtrakts

Die Bedeutung eines gesunden Darmtrakts für Pferde kann nicht genug betont werden. Der Darmtrakt eines Pferdes ist ein komplexes, sensibles System, das eine zentrale Rolle für das allgemeine Wohlbefinden und die Gesundheit des Tieres spielt. Eine gesunde Darmflora ist essenziell für die Verdauung und die Aufnahme von Nährstoffen, den Schutz vor Krankheiten und die Aufrechterhaltung eines starken Immunsystems.

Pferde sind von Natur aus Pflanzenfresser, deren Verdauungssystem darauf ausgelegt ist, große Mengen an faserreichem Futter zu verarbeiten. Der Darmtrakt eines Pferdes erstreckt sich über mehr als 20 Meter und umfasst mehrere Abschnitte, darunter den Magen, Dünndarm, Blinddarm und Dickdarm. Jeder dieser Abschnitte erfüllt spezifische Funktionen, die nahtlos ineinandergreifen müssen, um die Gesundheit und das Wohlbefinden des Pferdes zu gewährleisten. Eine Störung dieses komplexen Systems kann sich in Form von Verdauungsproblemen, Nährstoffmängeln,

Krankheiten und einer allgemeinen Beeinträchtigung des Wohlbefindens des Pferdes äußern.

Der Blinddarm und der Dickdarm, zusammen als Hinterdarm bezeichnet, sind von zentraler Bedeutung für die Verdauung von faserreichem Material. Diese Abschnitte des Darmtrakts beherbergen eine vielfältige Gemeinschaft von Bakterien, Pilzen und Protozoen, die gemeinsam als Darmmikrobiom bezeichnet werden. Diese Mikroorganismen sind entscheidend für den Abbau komplexer Kohlenhydrate, die in Pflanzenfasern vorkommen, in leicht verdauliche Energiequellen wie flüchtige Fettsäuren. Darüber hinaus produzieren sie Vitamine und andere essenzielle Nährstoffe, die für die Gesundheit des Pferdes wichtig sind.

Ein gesundes Darmmikrobiom spielt auch eine wichtige Rolle bei der Abwehr von Krankheitserregern. Die nützlichen Bakterien konkurrieren mit schädlichen Mikroorganismen um Nährstoffe und Raum, produzieren antimikrobielle Substanzen und unterstützen das Immunsystem. Eine gestörte Darmflora kann zu einem Ungleichgewicht führen, das als Dysbiose bezeichnet wird. Dysbiose kann die Tür für pathogene Bakterien, Pilze und Parasiten öffnen und das Risiko von Infektionen und Entzündungen deutlich erhöhen.

Eines der häufigsten Probleme, die durch eine gestörte Darmflora verursacht werden, ist die Kolik, eine schwerwiegende und oft lebensbedrohliche Erkrankung des Verdauungstrakts. Kolik kann durch verschiedene Faktoren ausgelöst werden, darunter Fütterungsfehler, Stress, plötzliche Futterumstellungen und Bewegungsmangel. Eine gesunde Darmflora kann das Risiko von Kolik verringern, indem sie die Verdauung und die Beweglichkeit des Darms unterstützt und Entzündungen reduziert.

Ein weiteres häufiges Problem bei Pferden ist Durchfall, der durch eine Vielzahl von Ursachen wie Infektionen, Parasiten, Futterumstellungen und Stress verursacht werden kann. Durchfall kann zu Dehydratation und Nährstoffmangel führen und ist ein Zeichen dafür, dass das Darmmikrobiom aus dem Gleichgewicht geraten ist. Die Unterstützung einer gesunden Darmflora kann helfen, Durchfall vorzubeugen und die Erholung zu fördern.

Die Ernährung spielt eine entscheidende Rolle für die Gesundheit des Darmtrakts. Eine ausgewogene, faserreiche Ernährung, die aus hochwertigem Heu, Gras und ggf. Ergänzungsfuttermitteln besteht, ist die Grundlage für eine gesunde Verdauung. Futtermittel sollten langsam und schrittweise eingeführt und Futterumstellungen sorgfältig

überwacht werden, um das Risiko von Verdauungsproblemen zu minimieren.

Probiotika sind lebende Mikroorganismen, die bei der Verabreichung in ausreichenden Mengen positive gesundheitliche Effekte erzielen. Sie können dabei helfen, die Darmflora zu unterstützen und ein gesundes Mikrobiom aufrechtzuerhalten oder wiederherzustellen. Probiotika können in verschiedenen Formen verabreicht werden, einschließlich Pulver, Paste oder in fermentierten Futtermitteln. Ergänzungen mit Probiotika sollten sorgfältig ausge-
wählt werden, um sicherzustellen, dass sie die spezifischen
Bedürfnisse des Pferdes erfüllen und die richtigen Bakterienstämme in ausreichender Menge enthalten.

Neben Probiotika können auch Präbiotika nützlich sein.
Präbiotika sind nicht verdauliche Nahrungsbestandteile,
die das Wachstum und die Aktivität nützlicher Bakterien im
Darm fördern. Präbiotika können in natürlichen Quellen
wie Chicorée, Leinsamen und bestimmten Getreidearten
gefunden werden oder als Ergänzungsfuttermittel verabreicht werden.

Zusammengefasst ist die Pflege eines gesunden Darmtrakts
unerlässlich für das Wohlbefinden und die Leistungsfähigkeit eines Pferdes. Ein ausgewogenes Futtermanagement,

die Vermeidung von Stress und die gezielte Unterstützung der Darmflora durch Probiotika und Präbiotika können dazu beitragen, die Gesundheit des Verdauungssystems zu fördern und das Risiko von Krankheiten zu verringern. Ein gesunder Darmtrakt spiegelt sich nicht nur in der Verdauung, sondern auch im allgemeinen Gesundheitszustand, der Leistungsfähigkeit und dem Wohlbefinden des Pferdes wider.

Auswahl und Anwendung von Probiotika

Die Auswahl und Anwendung von Probiotika für Pferde erfordert sorgfältige Überlegungen und Kenntnisse darüber, wie diese Mikroorganismen das Verdauungssystem und das allgemeine Wohlbefinden des Tieres unterstützen können. Probiotika sind lebende Mikroorganismen, die bei der Verabreichung in ausreichender Menge positive gesundheitliche Wirkungen auf den Wirt haben. Bei Pferden spielen sie eine wesentliche Rolle bei der Aufrechterhaltung einer gesunden Darmflora, die für die Verdauung, Aufnahme von Nährstoffen und das Immunsystem von entscheidender Bedeutung ist.

Der erste Schritt bei der Auswahl von Probiotika ist das Verstehen der spezifischen Bedürfnisse des Pferdes. Verschiedene Situationen wie Stress, eine antiobiotische Behandlung, Ernährungsumstellungen oder Transport können das Gleichgewicht der Darmmikrobiota stören und die Gesundheit des Pferdes beeinträchtigen. Die Art des Probiotikums sollte auf die jeweilige Situation und die Symptome des Pferdes abgestimmt sein. Häufig verwendete probiotische Stämme bei Pferden umfassen verschiedene Arten von Lactobacillus, Bifidobacterium und Enterococcus sowie Hefen wie Saccharomyces cerevisiae.

Lactobacillus-Stämme sind dafür bekannt, Milchsäure zu produzieren, die helfen kann, den pH-Wert im Darm zu senken und das Wachstum schädlicher Bakterien zu hemmen. Bifidobacterium kann zur Aufrechterhaltung eines günstigen pH-Werts beitragen und fördert die Produktion von kurzkettigen Fettsäuren, die als Energiequelle für die Darmzellen dienen. Enterococcus-Stämme besitzen die Fähigkeit, schädliche Bakterien durch die Produktion von bakteriostatischen Substanzen zu bekämpfen, und Saccharomyces cerevisiae-Hefe unterstützt die Aufrechterhaltung der Zellwandintegrität und kann eine antioxidative Wirkung haben, was den allgemeinen Stoffwechsel positiv beeinflusst.

Die richtige Anwendung von Probiotika umfasst auch die Verabreichungsform und die Dosierung. Probiotika können in verschiedenen Formen geliefert werden, darunter Pulver, Pasten oder als Bestandteil von Futterzusätzen. Pulverisierte Formen werden häufig dem regulären Futter des Pferdes beigemischt, während Pasten zur direkten oralen Verabreichung verwendet werden können, was besonders in stressigen oder krankheitsbedingten Situationen hilfreich ist. Die vom Hersteller empfohlene Dosierung sollte stets beachtet werden, um eine ausreichende Menge lebender Mikroorganismen im Darm sicherzustellen. Überdosierungen sind in der Regel selten problematisch, jedoch können sie ökonomisch ineffizient sein und sollten vermieden werden.

Die regelmäßige Anwendung von Probiotika kann präventiv wirken, indem sie das Immunsystem stärkt und das Risiko von gastrointestinalen Störungen reduziert. In Stresssituationen oder bei gesundheitlichen Problemen kann eine intensivere Anwendung erforderlich sein. Wichtig ist, dass Probiotika kontinuierlich über einen ausreichenden Zeitraum verabreicht werden, um eine stabile und effektive Besiedlung des Darms zu gewährleisten.

Ein weiterer Aspekt bei der Auswahl von Probiotika ist die Qualität der Produkte. Es ist entscheidend, Produkte von vertrauenswürdigen Herstellern zu auswählen, die eine wissenschaftlich fundierte Wirksamkeit und Sicherheit gewährleisten können. Achten Sie auf Produkte, die eine genaue Angabe der enthaltenen probiotischen Stämme sowie die Anzahl lebensfähiger Zellen pro Portion auf der Verpackung angeben. Forschungsergebnisse und Überprüfungen durch unabhängige Institute oder tierärztliche Empfehlungen können ebenfalls bei der Auswahl eines geeigneten Probiotikums helfen.

Neben der regelmäßigen Verabreichung von Probiotika sollten auch begleitende Maßnahmen beachtet werden, die zur Förderung einer gesunden Darmflora beitragen. Dazu gehören eine ausgewogene Ernährung, die reich an Ballaststoffen ist und aus hochwertigen Futtermitteln besteht, sowie eine ausreichende Wasserzufuhr und Stressmanagement. Der Weidegang sollte optimiert werden, um eine möglichst natürliche Futteraufnahme zu unterstützen, und regelmäßige Bewegung ist ebenfalls wichtig, um die Darmmotilität zu fördern.

Zusammenfassend lässt sich sagen, dass Probiotika bei sachgemäßer Auswahl und Anwendung eine erhebliche positive Wirkung auf die Darmgesundheit und das allgemeine

Wohlbefinden von Pferden haben können. Sie unterstützen nicht nur die Verdauung und Nährstoffaufnahme, sondern tragen auch zur Stärkung des Immunsystems und zur Prävention von Krankheiten bei. Durch eine sorgfältige Beurteilung der spezifischen Bedürfnisse des Pferdes, die Wahl hochwertiger Produkte und die Einhaltung korrekter Verabreichungsmethoden können Pferdebesitzer und -pfleger dazu beitragen, die bestmögliche Gesundheit und Leistungsfähigkeit ihrer Tiere zu gewährleisten. Die Beratung durch einen Tierarzt oder einen Pferdeernährungsexperten kann dabei helfen, die optimale Lösung für die individuellen Anforderungen des Pferdes zu finden und umzusetzen.

Rolle von Präbiotika

Präbiotika spielen eine entscheidende Rolle für die Gesundheit des Darmtrakts von Pferden. Diese nicht verdaulichen Nahrungsbestandteile fördern das Wachstum und die Aktivität bestimmter nützlicher Bakterien im Darm, die für eine optimale Verdauung und ein starkes Immunsystem notwendig sind. Während Probiotika lebende Mikroorganismen sind, die direkt in den Darm eingebracht werden, dienen Präbiotika als Nahrung für diese nützlichen Bakterien und unterstützen so deren Wachstum und Aktivität.

Pferde haben ein sehr komplexes Verdauungssystem, welches besonders im Dickdarm und im Blinddarm eine Vielzahl von Mikroorganismen beherbergt. Diese Mikroorganismen sind essentiell für die Fermentation von Ballaststoffen, die Pferde aus Heu und Gras aufnehmen. Für eine gute Verdauung und Aufnahme von Nährstoffen ist es daher unerlässlich, dass die Population dieser Mikroorganismen gesund und stabil ist. Präbiotika spielen dabei eine Schlüsselrolle, indem sie spezifische Bakterienstämme wie Bifidobakterien und Laktobazillen unterstützen, die für die Fermentation und den Abbau von Fasern verantwortlich sind.

Die bekanntesten Präbiotika sind Fructo-Oligosaccharide (FOS), Mannan-Oligosaccharide (MOS) und Inulin. Diese komplexen Kohlenhydrate werden im Dünndarm des Pferdes nicht verdaut und gelangen so unversehrt in den Dickdarm, wo sie den dort ansässigen nützlichen Bakterien als Energiequelle dienen. Besonders Fructo-Oligosaccharide sind dafür bekannt, das Wachstum von Bifidobakterien zu fördern, die Milchsäure produzieren und dadurch den pH-Wert im Darm senken. Ein niedriger pH-Wert verhindert das Wachstum schädlicher Bakterien, die unter neutralen oder leicht alkalischen Bedingungen besser gedeihen.

Durch die gezielte Fütterung von Präbiotika kann die Mikroflora im Darm des Pferdes so verändert werden, dass nützliche Bakterien dominieren und pathogene Mikroorganismen verdrängt werden. Dies ist besonders wichtig, wenn das Pferd unter Stress steht, eine Antibiotikabehandlung hinter sich hat oder eine Ernährungsumstellung erfährt. Unter solchen Bedingungen kann das Gleichgewicht der Darmflora gestört werden, was zu Verdauungsproblemen, Durchfall und einer verminderten Nährstoffaufnahme führen kann.

Präbiotika haben auch eine direkte Auswirkung auf das Immunsystem des Pferdes. Eine gesunde Darmflora stimuliert das Immunsystem und erhöht die Widerstandskraft gegen Infektionen. Eine Dysbiose, das Ungleichgewicht der Darmflora, kann hingegen zu einer erhöhten Anfälligkeit für Krankheiten führen. Studien haben gezeigt, dass Pferde, die regelmäßig Präbiotika erhalten, eine stabilere Darmflora und ein stärkeres Immunsystem aufweisen.

Die Fütterung von Präbiotika kann auch dazu beitragen, Koliken vorzubeugen. Koliken sind eine der häufigsten Ursachen für tierärztliche Notfälle bei Pferden und entstehen oft durch Verdauungsstörungen. Indem Präbiotika das Wachstum nützlicher Bakterien fördern, unterstützen sie eine stabile Fermentation im Dickdarm und verhindern die Ansammlung von Gasen, die zu einer schmerzauslösenden Dehnung der Darmwände führen können.

Es ist wichtig zu beachten, dass die Dosierung und Auswahl der richtigen Präbiotika entscheidend für den Erfolg der Fütterung sind. Zu hohe Mengen an Präbiotika können zu einer übermäßigen Fermentation führen, die wiederum Blähungen und Durchfall verursachen kann. Daher sollten Präbiotika immer in Absprache mit einem Tierarzt oder einem spezialisierten Ernährungsberater gefüttert werden.

In der Praxis werden Präbiotika oft in Kombination mit Probiotika als Synbiotika eingesetzt. Diese Kombination hat den Vorteil, dass die Vorteile beider Substanzen genutzt werden. Während Probiotika sofort damit beginnen können, das Gleichgewicht der Darmflora zu verbessern, bieten Präbiotika eine langfristige Unterstützung, indem sie das Wachstum der bereits vorhandenen und zugeführten nützlichen Bakterien fördern.

Ein praktischer Anwendungsfall aus dem Alltag eines Pferdehalters könnte folgendermaßen aussehen: Ein Pferd, das regelmäßig an Futterumstellungen leidet und empfindlich auf Veränderungen in der Ernährung reagiert, könnte von der Ergänzung seines Futters mit Präbiotika profitieren.

Eine solche Ergänzung würde helfen, die Darmflora zu stabilisieren und die Auswirkungen der Futterumstellung abzumildern, sodass das Pferd weniger anfällig für Verdauungsstörungen wird.

Zusammenfassend lässt sich sagen, dass Präbiotika eine wesentliche Rolle in der Ernährung und Pflege von Pferden spielen. Sie unterstützen nicht nur die Darmgesundheit und das Immunsystem, sondern tragen auch zur Vorbeugung von Verdauungsproblemen und Koliken bei. Um die bestmöglichen Ergebnisse zu erzielen, sollten Präbiotika als Teil eines ganzheitlichen Ansatzes zur Gesundheit und Pflege von Pferden betrachtet werden, der eine ausgewogene Ernährung, regelmäßige tierärztliche Kontrollen und eine angemessene Haltungsumgebung einschließt.

Effekte auf Immunsystem und Allgemeinbefinden

Eine gesunde Darmflora spielt nicht nur für die Verdauung eine wesentliche Rolle, sondern hat auch einen erheblichen Einfluss auf das Immunsystem und das allgemeine Wohlbefinden von Pferden. Der Zusammenhang zwischen Darmgesundheit und Immunsystem wird immer deutlicher, was nicht zuletzt durch zahlreiche wissenschaftliche

Studien bestätigt wird. Bei Pferden ist dieser Zusammenhang besonders wichtig, da sie aufgrund ihrer einzigartigen Physiologie und Lebensweise anfällig für verschiedene gesundheitliche Probleme sind.

Die Darmflora, oder das Mikrobiom des Darms, besteht aus einer Vielzahl von Mikroorganismen, darunter Bakterien, Pilze und Viren, die in einem empfindlichen Gleichgewicht miteinander leben. Diese Mikroorganismen erfüllen eine Vielzahl von Funktionen, die für das Wohlbefinden des Pferdes unerlässlich sind. Sie helfen bei der Verdauung von Nährstoffen, der Synthese von Vitaminen und der Abwehr von Krankheitserregern. Ein gesundes Mikrobiom trägt dazu bei, schädliche Bakterien abzuwehren und das Immunsystem zu stärken.

Probiotika sind lebende Mikroorganismen, die, wenn sie in ausreichenden Mengen verabreicht werden, einen positiven Effekt auf die Gesundheit des Wirts haben. Bei Pferden werden Probiotika häufig eingesetzt, um das Gleichgewicht der Darmflora zu unterstützen und so das Immunsystem zu stärken. Es gibt verschiedene Arten von Probiotika, die für Pferde geeignet sind, darunter Lactobacillus, Bifidobacterium und Saccharomyces. Diese Mikroorganismen können auf verschiedene Weise verabreicht werden, zum

Beispiel über das Futter oder in Form von Ergänzungsfuttermitteln.

Ein wesentlicher Effekt von Probiotika auf das Immunsystem besteht darin, dass sie die Produktion von Antikörpern und anderen Immunzellen fördern. Diese Immunzellen sind für die Abwehr von Krankheitserregern verantwortlich und tragen dazu bei, Infektionen zu bekämpfen und Entzündungen zu reduzieren. Studien haben gezeigt, dass Probiotika die Aktivität von Makrophagen erhöhen können, die eine Schlüsselrolle im Immunsystem spielen. Makrophagen sind dafür zuständig, Fremdkörper, beschädigte Zellen und Krankheitserreger zu erkennen und zu beseitigen.

Neben der Stärkung des Immunsystems haben Probiotika auch einen positiven Einfluss auf das allgemeine Wohlbefinden von Pferden. Ein gesundes Mikrobiom trägt dazu bei, Verdauungsprobleme wie Durchfall, Koliken und Blähungen zu vermeiden oder zu lindern. Dies ist besonders wichtig, da Verdauungsprobleme bei Pferden schnell zu ernsthaften gesundheitlichen Problemen führen können. Durch die Förderung einer gesunden Verdauung tragen Probiotika dazu bei, dass Pferde ihre Nahrung besser verwerten können, was wiederum zu einer besseren

Nährstoffaufnahme und einem insgesamt besseren Gesundheitszustand führt.

Ein weiterer wichtiger Aspekt ist die Rolle der Probiotika bei der Stressbewältigung. Stress kann bei Pferden aus verschiedenen Gründen auftreten, sei es durch Umweltveränderungen, intensives Training oder medizinische Eingriffe. Stress hat einen erheblichen Einfluss auf das Mikrobiom und kann das Gleichgewicht der Darmflora stören. Ein gestörtes Mikrobiom kann wiederum zu einer Schwächung des Immunsystems und zu Verdauungsproblemen führen. Probiotika können in stressigen Zeiten helfen, das Gleichgewicht der Darmflora aufrechtzuerhalten und so die negativen Auswirkungen von Stress zu mindern.

Es gibt auch Hinweise darauf, dass Probiotika eine Rolle bei der Prävention und Behandlung von bestimmten Krankheiten spielen können. Zum Beispiel haben Studien gezeigt, dass Probiotika bei der Vorbeugung und Behandlung von Magengeschwüren wirksam sein können, die bei Pferden relativ häufig vorkommen. Darüber hinaus gibt es Hinweise darauf, dass Probiotika bei der Bekämpfung von Atemwegserkrankungen unterstützend wirken können, da sie das Immunsystem stärken und so die Fähigkeit des Körpers verbessern, Infektionen abzuwehren.

Bei der Verabreichung von Probiotika ist es wichtig, auf die Qualität und die richtige Dosierung zu achten. Es gibt viele verschiedene probiotische Produkte auf dem Markt, und nicht alle sind gleich wirksam. Hochwertige Produkte sollten eine ausreichende Anzahl an lebenden Mikroorganismen enthalten und in einer Form vorliegen, die für Pferde leicht aufzunehmen und zu verarbeiten ist. Es kann auch sinnvoll sein, sich von einem Tierarzt beraten zu lassen, um das richtige Produkt und die richtige Dosierung für das individuelle Pferd zu finden.

Zusammenfassend lässt sich sagen, dass Probiotika eine wertvolle Ergänzung zur Unterstützung der Darmgesundheit und des Immunsystems von Pferden darstellen. Durch die Förderung eines gesunden Mikrobioms tragen sie nicht nur zu einer besseren Verdauung und Nährstoffaufnahme bei, sondern stärken auch die Abwehrkräfte des Körpers und verbessern das allgemeine Wohlbefinden der Tiere. In Kombination mit einer ausgewogenen Ernährung und der richtigen Pflege können Probiotika dazu beitragen, die Gesundheit und das Wohlbefinden von Pferden langfristig zu fördern.

Erfolgsgeschichten und Studien

In einer Welt, in der das Wohlbefinden unserer vierbeinigen Freunde immer wichtiger wird, wächst das Interesse an natürlichen Heilmitteln und Futterzusätzen für Pferde stetig. Eines der prominentesten Themen ist dabei die Verwendung von Probiotika zur Förderung der Darmgesundheit. Probiotika, lebende Mikroorganismen, die bei ausreichender Zufuhr einen gesundheitlichen Nutzen bieten, haben eine vielversprechende Erfolgsgeschichte geschrieben und finden zunehmend Eingang in die Pferdeernährung. Dieser Abschnitt beleuchtet Erfolgsgeschichten und Studien, die die potenziellen Vorteile der Probiotika für die Darmgesundheit von Pferden untersuchen.

Ein Beispiel aus der Praxis findet sich in den Erfahrungen von Pferdebesitzern und Tierärzten, die Probiotika bei Pferden mit chronischen Durchfallproblemen eingesetzt haben. Ein Hengst namens Max litt mehrere Monate unter wiederkehrendem Durchfall, was seine Lebensqualität erheblich beeinträchtigte. Herkömmliche Behandlungen wie Diäten und Antibiotika konnten keine dauerhafte Besserung erzielen. Auf Empfehlung eines Tierarztes wurde schließlich eine probiotische Kur in das Futter integriert. Innerhalb weniger Wochen zeigten sich bei Max deutliche Verbesserungen. Der Durchfall verschwand, das Fell glänzte wieder, und auch die allgemeine Konstitution des Pferdes besserte sich erheblich. Diese und ähnliche Fallgeschichten verdeutlichen, welche positiven Auswirkungen Probiotika auf die Darmgesundheit und das allgemeine Wohlbefinden eines Pferdes haben können.

Neben den praktischen Erfahrungen gibt es eine Vielzahl wissenschaftlicher Studien, die die Wirkung von Probiotika auf die Darmgesundheit bei Pferden untersucht haben. Eine in der Fachzeitschrift "Equine Veterinary Journal" veröffentlichte Studie aufgrund von Feldversuchen zeigte, dass Pferde, die mit einer Mischung verschiedener Probiotika gefüttert wurden, eine signifikante Verbesserung ihrer Darmflora aufwiesen. Die Anzahl nützlicher Bakterien wie Lactobacillus und Bifidobacterium stieg an, während pathogene Keime wie Clostridium und Salmonella zurückgingen. Solche Veränderungen in der Mikrobiota können nicht nur Magen-Darm-Erkrankungen vorbeugen, sondern auch das Immunsystem stärken.

Eine weitere bemerkenswerte Studie wurde an der Colorado State University durchgeführt. In einem kontrollierten Versuch wurden Pferden, die an Magengeschwüren litten, spezifische probiotische Stämme verabreicht. Die Ergebnisse zeigten, dass der Einsatz von Probiotika die

Heilungsrate der Geschwüre signifikant beschleunigte. Darüber hinaus berichteten viele der am Versuch teilnehmenden Pferdebesitzer von einer Verbesserung des allgemeinen Verhaltens und einer Zunahme der Futteraufnahme, was auf eine generelle Verbesserung des Wohlbefindens hinweist.

Die positive Wirkung von Probiotika ist nicht nur bei kranken Tieren zu beobachten, sondern auch bei gesunden Pferden, die sie zur Prävention von Erkrankungen und zur Förderung der Verdauung erhalten. Feldberichte zeigen, dass Pferde, die regelmäßig mit Probiotika versorgt werden, weniger anfällig für Verdauungsstörungen wie Koliken sind. Die natürliche Regulation und Stabilisierung der Darmflora durch Probiotika schafft eine robuste Grundlage für eine reibungslose Verdauung und eine bessere Nährstoffaufnahme.

Ein weiterer Erfolg zeichnet sich bei der Rehabilitation von Pferden nach chirurgischen Eingriffen oder langwierigen Antibiotikabehandlungen ab. Der Einsatz von Probiotika kann dabei helfen, die Darmflora wieder aufzubauen und den Heilungsprozess zu beschleunigen. Eine Fallstudie einer renommierten Tierklinik in Deutschland dokumentierte die Genesung eines Wallachs nach einer schweren Kolikoperation. Durch die gezielte Gabe von Probiotika erholte sich das Tier schneller, und die postoperative Phase verlief komplikationslos. Solche Erfolgsgeschichten liefern wertvolle Hinweise auf das Potenzial von Probiotika in der tiermedizinischen Praxis.

Die Forschung auf dem Gebiet der Probiotika ist intensiv und bringt ständig neue Erkenntnisse. Neuere Studien beschäftigen sich mit der genauen Zusammensetzung der Mikrobiota im Pferdedarm und wie verschiedene probiotische Stämme spezifische Funktionen übernehmen können. Es wird zunehmend deutlich, dass ein gesundes Mikrobiom nicht nur für die Verdauung wichtig ist, sondern auch für mentalen Stressabbau und die allgemeine Vitalität. Ein gesundes Darm-Mikrobiom steht in enger Wechselbeziehung mit dem Immunsystem und der psychischen Gesundheit des Pferdes.

Es ist wichtig zu betonen, dass nicht alle Probiotika gleich sind. Die Wirksamkeit kann stark variieren, abhängig von den spezifischen Stämmen und der Dosierung. Wissenschaftliche Erkenntnisse zeigen, dass die Auswahl des richtigen Probiotikums sowie die korrekte Verabreichung entscheidend für den Erfolg sind. Es empfiehlt sich stets, Probiotika aus geprüften Quellen zu beziehen und gegebenenfalls eine tierärztliche Beratung hinzuzuziehen.

Die bisherige Evidenz und die Vielzahl an Erfolgsgeschichten machen deutlich, dass Probiotika eine wertvolle Ergänzung für die Pferdeernährung darstellen können. Sie bieten zahlreiche Vorteile für die Darmgesundheit und das allgemeine Wohlbefinden und können sowohl präventiv als auch therapeutisch eingesetzt werden. Die Zukunft der Pferdegesundheit könnte somit immer mehr von diesen kleinen, aber kraftvollen Mikroorganismen beeinflusst werden, die in der Lage sind, das Gleichgewicht im Darm zu fördern und das Leben unserer Pferde nachhaltig zu verbessern.

8. Nahrungsergänzungsmittel für spezielle Bedürfnisse

Ergänzungsmittel für Jungtiere und Zuchttiere

Jungtiere und Zuchttiere erfordern besonders sorgfältige Aufmerksamkeit hinsichtlich ihrer Ernährung, da ihre Bedürfnisse in verschiedenen Lebensabschnitten unterschiedlich sind. Junge Pferde, also Fohlen, benötigen eine ausgewogene Versorgung mit essenziellen Nährstoffen, um ein gesundes Wachstum und eine optimale Entwicklung zu gewährleisten. Zuchttiere hingegen, insbesondere Stuten und Hengste, brauchen spezifische Ergänzungen, um Fortpflanzungsfähigkeit und allgemeine Vitalität aufrechtzuerhalten.

Der erste und wichtigste Nährstoff, der bei Jungtieren beachtet werden muss, ist sicherlich das Protein. Proteine sind unentbehrlich für das Wachstum der Muskulatur und die Entwicklung innerer Organe. Tierhalter sollten darauf achten, dass die Nahrung eine ausgewogene Mischung aus hochwertigen Proteinquellen wie Luzerne, Soja und bestimmten Getreidesorten enthält. Dabei spielt besonders die Aminosäurezusammensetzung eine entscheidende Rolle;

essentielle Aminosäuren wie Lysin und Methionin sind nicht nur wichtig für den Körperbau, sondern unterstützen auch das Immunsystem junger Pferde.

Neben Proteinen sind Mineralstoffe besonders entscheidend für die Entwicklung von Knochen und Zähnen. Calcium und Phosphor sind hierbei die Hauptakteure. Eine adäquate Zufuhr dieser beiden Mineralien im richtigen Verhältnis unterstützt das Knochenwachstum und die Knochendichte. Fehlende Balance in der Zufuhr von Calcium und Phosphor kann zu Wachstumsstörungen und Skelettanomalien führen. Es empfiehlt sich daher, Tiernahrungsdatenblätter sorgfältig zu prüfen und gegebenenfalls spezielle Ergänzungsmittel zu verwenden, die diese Mineralien in optimalen Mengen und Verhältnissen liefern.

Das Wohlbefinden des Verdauungstrakts ist ebenfalls ein zentraler Punkt bei Jungtieren. Prä- und Probiotika können dazu beitragen, eine gesunde Darmflora zu fördern und Verdauungsprobleme zu vermeiden. Diese Mikroorganismen unterstützen nicht nur die Verdauung, sondern stärken auch das Immunsystem, indem sie die Darmbarriere aufrechterhalten und so das Eindringen von Krankheitserregern hemmen. Eine weitere nützliche Ergänzung sind Omega-3- und Omega-6-Fettsäuren. Diese Fettsäuren spielen eine bedeutende Rolle bei der Entwicklung des

Nervensystems und der Gehirnfunktion, und sie tragen zur Gesundheit der Haut und des Fells bei.

Für Zuchttiere, insbesondere tragende oder laktierende Stuten, nehmen die Anforderungen an die Ernährung noch spezifischere Formen an. Hier steht eine hohe Energiezufuhr im Vordergrund, um die Bedürfnisse des sich entwickelnden Fötus und später des säugenden Fohlens zu decken. Hochkalorische Ergänzungsmittel wie pflanzliche Öle oder spezielle Pferdefuttermischungen sind hierbei von Vorteil. Zusätzliche Vitamine, vor allem die der B-Gruppe, Vitamin E und Vitamin A, spielen eine wesentliche Rolle bei der Fruchtbarkeit und der allgemeinen Gesundheit der Stuten.

Hengste, die für die Zucht eingesetzt werden, benötigen ebenfalls spezifische Nährstoffe, um ihre Fortpflanzungsfähigkeit und Vitalität zu erhalten. Zink und Selen sind hier von besonderem Interesse, da diese beiden Spurenelemente maßgeblichen Einfluss auf die Spermienqualität und -quantität haben. Eine ausreichende Zufuhr dieser Mineralien stellt sicher, dass die Hengste beste Voraussetzungen für eine erfolgreiche Zucht bieten.

Auch der Hormonstoffwechsel spielt eine zentrale Rolle bei Zuchttieren. Ergänzungsmittel, die bestimmte pflanzliche Extrakte wie Mönchspfeffer oder andere Phytoöstrogene enthalten, können dabei unterstützen, hormonelle Ungleichgewichte auszugleichen und den natürlichen Zyklus der Stuten zu stabilisieren. Diese Mittel tragen dazu bei, die Fortpflanzungsgesundheit zu verbessern und können durch ihre entkrampfenden und stressmindernden Wirkungen die allgemeine Lebensqualität sowohl der Stuten als auch der Hengste fördern.

Nicht zu vergessen ist die Bedeutung von Antioxidantien, insbesondere für Jungtiere und Zuchttiere. Antioxidantien wie Vitamin E, Vitamin C und Beta-Carotin schützen die Zellen vor oxidativem Stress, der durch intensive körperliche Aktivität oder Stresssituationen, wie sie bei Zuchttieren während der Decksaison häufig auftreten, ausgelöst wird. Darüber hinaus unterstützen Antioxidantien das Immunsystem, was besonders im jungen Alter oder während der Trächtigkeit von hoher Bedeutung ist. Ergänzungsmittel mit hohem antioxidativen Gehalt sind somit eine wertvolle Ergänzung im Ernährungsplan.

Schließlich darf der Wasserhaushalt nicht vernachlässigt werden. Elektolytpräparate können bei intensiv arbeitenden Zuchttieren und heranwachsenden Fohlen hilfreich sein, um den Verlust an essenziellen Elektrolyten wie Natrium, Kalium und Chlorid auszugleichen und die Hydratation zu fördern. Ebenso sollten hochwertige Salzlecksteine bereitgestellt werden, um den Salzbedarf zu decken und die Wasseraufnahme zu stimulieren.

Insgesamt ist es von größter Bedeutung, dass die Fütterung von Jung- und Zuchttieren gut durchdacht und auf ihre spezifischen Bedürfnisse zugeschnitten ist. Eine enge Zusammenarbeit mit einem Tierarzt oder einem zertifizierten Ernährungsberater für Pferde kann dabei helfen, individuelle Fütterungspläne zu entwickeln und die richtigen Ergänzungsmittel auszuwählen. So lässt sich sicherstellen, dass sowohl die jungen Pferde als auch die Zuchttiere die bestmögliche Unterstützung für ein gesundes Wachstum, eine optimale Entwicklung und eine erfolgreiche Fortpflanzung erhalten.

Produkte für ältere Pferde und Esel

Ältere Pferde und Esel haben besondere Bedürfnisse, die durch ihren fortgeschrittenen Lebensabschnitt bedingt sind. Mit zunehmendem Alter verändert sich der Stoffwechsel, und es können altersbedingte Krankheiten auftreten. Es ist daher entscheidend, die Ernährung und Pflege dieser Tiere bewusst anzupassen, um ihre Lebensqualität zu erhalten und zu verbessern. Nahrungsergänzungsmittel können dabei eine wertvolle Unterstützung bieten.

Eine der Hauptsorgen bei alternden Pferden und Eseln ist der Verlust an Muskelmasse und die damit einhergehende Schwächung des Bewegungsapparats. Hier können proteinreiche Nahrungsergänzungsmittel hilfreich sein. Proteine sind die Bausteine der Muskeln und durch eine erhöhte Proteinaufnahme kann der Abbau der Muskulatur gebremst oder sogar gestoppt werden. Es gibt spezielle Ergänzungsfuttermittel mit einem hohen Anteil an essenziellen Aminosäuren, die besonders leicht verdaulich sind.

Ein weiteres häufiges Problem bei älteren Pferden und Eseln ist die Abnutzung der Gelenke und die damit verbundene Arthrose. Nahrungsergänzungsmittel, die Glucosamin, Chondroitin und Hyaluronsäure enthalten, können helfen, die Gelenkgesundheit zu unterstützen. Diese Stoffe sind Bausteine des natürlichen Knorpelgewebes und tragen dazu bei, die Gelenkschmiere zu verbessern und Entzündungen zu reduzieren. Dies kann die Beweglichkeit und den Komfort der Tiere erheblich erhöhen. Omega-3-Fettsäuren, die beispielsweise in Fischöl enthalten sind, haben

ebenfalls entzündungshemmende Eigenschaften und können daher die Symptome von Arthrose lindern.

Auch die Unterstützung des Immunsystems ist bei älteren
Tieren wichtig, da ihre Abwehrkräfte in der Regel schwä-
cher sind als die von jüngeren Tieren. Vitamin C und E sowie Selen und Zink sind wichtige Antioxidantien, die die
Immunfunktion stärken können. Einige Nahrungsergänzungsmittel kombinieren diese Mikronährstoffe auf sinnvolle Weise, um einen optimalen Schutz vor Krankheiten zu
bieten.

Die Verdauungsfunktion lässt im Alter oft nach, was zu
Problemen wie schlechter Nährstoffaufnahme und Verdauungsstörungen führen kann. Probiotika und Präbiotika sind
hier eine wertvolle Ergänzung. Sie fördern eine gesunde
Darmflora und verbessern die Verdauung und Nährstoffaufnahme. Probiotika sind lebende Mikroorganismen, die
die Darmgesundheit unterstützen, während Präbiotika als
Nahrung für diese nützlichen Bakterien dienen. Zusammen
können sie das Verdauungssystem stabilisieren und die allgemeine Gesundheit des Tieres fördern.

Ältere Pferde und Esel neigen auch häufiger zu Zahnproblemen. Eine angepasste Ernährung mit weicherem Futter und speziellen Ergänzungen kann helfen. Produkte, die leicht kaubar sind oder in Pulverform zur Verfügung stehen, erleichtern die Futteraufnahme und können dazu beitragen, dass das Tier weiterhin ausreichend Nährstoffe erhält.

Ein weiteres wichtiges Thema ist das Herz-Kreislauf-System. Mit steigender Lebenserwartung treten bei Pferden und Eseln auch vermehrt Herzprobleme auf. Nahrungsergänzungsmittel, die L-Carnitin und Coenzym Q10 enthalten, können die Herzfunktion verbessern. Diese Stoffe spielen eine wichtige Rolle im Energiestoffwechsel der Herzmuskelzellen und können dazu beitragen, die Leistungsfähigkeit des Herzens zu erhalten.

Auch die allgemeine Vitalität und Lebensfreude der Tiere kann durch gezielte Ergänzungsmittel gesteigert werden. Adaptogene Pflanzenstoffe, wie etwa Ginseng oder Ashwagandha, sind bekannt dafür, die Stressresistenz zu erhöhen und das allgemeine Wohlbefinden zu fördern. Solche Pflanzenextrakte können besonders bei älteren Tieren, die oft empfindlicher auf Stress reagieren, sehr nützlich sein.

Natürlich ist es wichtig, bei der Auswahl von Nahrungsergänzungsmitteln für ältere Pferde und Esel immer Rücksprache mit einem Tierarzt zu halten. Jedes Tier ist individuell, und was für das eine gut funktioniert, kann einem anderen schaden. Eine genaue Diagnose und Beratung sind
daher unerlässlich, um die bestmögliche Unterstützung für
die alternden Weggefährten zu gewährleisten. Zusätzliche
regelmäßige Gesundheitschecks sind unerlässlich, um den
Zustand der Tiere gut überwachen und gegebenenfalls Anpassungen in der Ernährung oder der medikamentösen Behandlung vornehmen zu können.

Insgesamt bieten Nahrungsergänzungsmittel eine breite Palette von Möglichkeiten, um die besonderen Bedürfnisse älterer Pferde und Esel zu decken. Indem sie gezielt eingesetzt
werden, können sie dazu beitragen, die Lebensqualität und
Gesundheit der Tiere bis ins hohe Alter zu erhalten oder zu
verbessern.

Unterstützung für Sport- und Arbeitspferde

Sport- und Arbeitspferde haben spezielle Bedürfnisse, die
weit über die Grundversorgung hinausgehen. Aufgrund ihrer intensiven Nutzung und der hohen Anforderungen, die

an sie gestellt werden, brauchen diese Pferde eine besonders sorgfältige Versorgung mit Nährstoffen, Vitaminen und Mineralstoffen. Nahrungsergänzungsmittel können hierbei eine wertvolle Unterstützung bieten, das Wohlbefinden und die Leistungsfähigkeit dieser Pferde erheblich zu steigern.

Eines der essenziellen Supplemente für Sport- und Arbeitspferde ist Protein. Proteine sind die Bausteine des Lebens, da sie für die Reparatur und den Aufbau von Muskelgewebe unerlässlich sind. Besonders bei Hochleistungspferden, die regelmäßig intensiven körperlichen Aktivitäten nachgehen, ist der Proteinbedarf erhöht. Aminosäuren, die Bestandteile von Proteinen, spielen eine wesentliche Rolle beim Muskelaufbau und -erhalt. Insbesondere verzweigtkettige Aminosäuren (BCAAs) wie Leucin, Isoleucin und Valin sind wichtig, da sie direkt im Muskelstoffwechsel genutzt werden.

Ein weiteres bedeutendes Nahrungsergänzungsmittel sind Elektrolyte. Elektrolyte wie Natrium, Kalium, Chlorid, Kalzium und Magnesium sind für die Aufrechterhaltung des Wasserhaushaltes und die Muskel- sowie Nervenfunktion entscheidend. Pferde verlieren bei schweißtreibenden Aktivitäten große Mengen dieser lebenswichtigen Stoffe, was zu Leistungseinbrüchen und im schlimmsten Fall zu

Muskelkrämpfen führen kann. Daher ist die regelmäßige Gabe von Elektrolyten, insbesondere während und nach intensiven Trainingseinheiten oder Wettkämpfen, unerlässlich.

Omega-3-Fettsäuren aus Fischöl oder Leinsamenöl sind ebenfalls wertvolle Zusätze. Diese Fettsäuren haben entzündungshemmende Eigenschaften, welche die Erholung nach anstrengenden Trainingseinheiten unterstützen können. Zudem fördern sie die Gelenkgesundheit und tragen somit zur Mobilität und dem allgemeinen Wohlbefinden der Pferde bei. Omega-3-Fettsäuren können außerdem das Immunsystem stärken und zur Verbesserung der kognitiven Funktionen beitragen.

Antioxidantien wie Vitamin E, Vitamin C und Selen spielen eine elementare Rolle im Nahrungsergänzungsplan von Sport- und Arbeitspferden. Sie helfen bei der Neutralisierung freier Radikale und unterstützen so den Schutz der Zellen vor oxidativem Stress, der durch intensive körperliche Anstrengung entsteht. Vitamin E ist besonders wichtig für die Muskelgesundheit und kann Muskelsteifheit und Erschöpfung vorbeugen. In Kombination mit Selen, das eine synergistische Wirkung entfaltet, lässt sich der oxidative

Stress weiter reduzieren, sodass die Pferde schneller regenerieren.

Glucosamin, Chondroitin und Hyaluronsäure sind weitere wichtige Ergänzungen. Diese Komponenten sind für die Erhaltung der Gelenkgesundheit von hoher Bedeutung. Glucosamin und Chondroitin unterstützen die Bildung und Reparatur des Knorpelgewebes und können den Gelenkverschleiß verlangsamen, während Hyaluronsäure die Gelenkschmiere verbessert, was zu einer besseren Beweglichkeit und weniger Schmerzen führt.

Pferde, die intensiven Trainingseinheiten unterzogen werden, profitieren auch von der zusätzlichen Gabe von Magnesium. Dieses Mineral ist für die Muskelfunktion, das Nervensystem und den Energiestoffwechsel essentiell. Mangelerscheinungen können sich in Form von Muskelzittern, Nervosität und Schwäche äußern. Eine angemessene Magnesiumzufuhr kann dem entgegenwirken und zur allgemeinen Beruhigung des Pferdes beitragen.

Kräuter wie Teufelskralle und Ingwer sind ebenfalls beliebte Ergänzungen bei Sport- und Arbeitspferden. Diese Pflanzen haben entzündungshemmende und schmerzlindernde Eigenschaften und können so zur Linderung von Gelenkproblemen und Muskelkater beitragen. Sie bieten eine natürliche Alternative zu synthetischen Schmerzmitteln und können langfristig verwendet werden.

Eine ausgewogene Versorgung mit allen wichtigen Nährstoffen ist unerlässlich. Sportpferde benötigen eine sorgfältig abgestimmte Ernährung, die ihren erhöhten Energiebedarf deckt und gleichzeitig alle notwendigen Mikronährstoffe liefert. Hochwertige Futtermittel und Rationen, die reich an Ballaststoffen und arm an Zucker sind, bilden die Basis. Ergänzend dazu können spezifische Nahrungsergänzungsmittel eingesetzt werden, die den individuellen Bedarf des Pferdes berücksichtigen und es in seiner sportlichen Leistung ideal unterstützen.

Insgesamt gilt, dass die Auswahl und Dosierung von Nahrungsergänzungsmitteln immer in Absprache mit einem Tierarzt oder einem spezialisierten Ernährungsberater erfolgen sollte. Jedes Pferd ist einzigartig und hat individuelle Bedürfnisse, die berücksichtigt werden müssen. Durch eine gezielte und ausgewogene Ergänzung der Ernährung lässt sich die Leistungsfähigkeit und Gesundheit von Sport- und Arbeitspferden nachhaltig verbessern.

Ergänzungen für Tiere mit speziellen gesundheitlichen Herausforderungen

Pferde stehen als majestätische und kraftvolle Tiere im Mittelpunkt vieler menschlicher Aktivitäten, sei es im Sport, in der Landwirtschaft oder als Freizeitbegleiter. Trotz ihrer Stärke und Vielseitigkeit sind sie jedoch nicht immun gegen gesundheitliche Herausforderungen. Verschiedene Erkrankungen, Verletzungen oder altersbedingte Verschleißerscheinungen können ihre Lebensqualität erheblich beeinträchtigen. Nahrungsergänzungsmittel spielen eine entscheidende Rolle, um den besonderen gesundheitlichen Bedürfnissen der Pferde gerecht zu werden. Es ist wichtig, zu verstehen, welche Ergänzungen für welche gesundheitlichen Probleme am vorteilhaftesten sind.

Eine der häufigsten gesundheitlichen Herausforderungen bei Pferden sind Gelenkprobleme. Diese können aufgrund intensiven Trainings, altersbedingtem Verschleiß oder genetischen Veranlagungen auftreten. Glucosamin und Chondroitin sind zwei weit verbreitete natürliche Ergänzungen, die helfen können, die Gesundheit der Gelenke zu unterstützen. Glucosamin ist ein Aminozucker, der als Baustein für die Bildung von Knorpel und Gelenkflüssigkeit dient. Chondroitin, ein weiterer Bestandteil des Knorpels, kann den Abbau von Knorpelgewebe verlangsamen und die Gelenkfunktion verbessern. Studien haben gezeigt, dass diese beiden Ergänzungen zusammenwirken können, um die Gelenkgesundheit zu fördern und Schmerzen zu lindern.

Ein weiteres häufiges Problem bei Pferden ist die Magengesundheit. Stress, unausgewogene Ernährung und bestimmte Medikamente können zu Magengeschwüren führen, die für das Pferd sehr schmerzhaft sein können. Probiotika und Präbiotika sind Ergänzungen, die helfen können, das Gleichgewicht der Darmflora zu unterstützen und die Verdauungsgesundheit zu verbessern. Probiotika sind lebende Mikroorganismen, die das Gleichgewicht der Darmbakterien fördern, während Präbiotika als Nahrung für diese positiven Bakterien dienen. Eine Kombination aus beiden kann helfen, das Risiko von Magengeschwüren zu verringern und die allgemeine Verdauungsgesundheit zu stärken.

Atemwegsprobleme sind ein weiteres wichtiges Thema. Pferde sind anfällig für Atemwegserkrankungen wie COPD (Chronische obstruktive Lungenerkrankung) und IAD (Inflammatory Airway Disease). Diese Erkrankungen können durch Staub, Schimmel und andere Allergene verschlimmert werden. Nahrungsergänzungsmittel wie Omega-3-

Fettsäuren, die in Fischöl und Leinsamen enthalten sind, haben entzündungshemmende Eigenschaften, die helfen können, die Symptome dieser Atemwegserkrankungen zu lindern. Darüber hinaus kann die Ergänzung mit Antioxidantien wie Vitamin C und E dazu beitragen, die Lungenfunktion zu unterstützen und die Abwehrkräfte des Immunsystems zu stärken.

Ein weiteres Feld, das nicht vernachlässigt werden darf, ist die Hufgesundheit. Gesunde Hufe sind entscheidend für das Wohlbefinden eines Pferdes, und verschiedene Faktoren können die Hufqualität beeinträchtigen, einschließlich Ernährung und Umwelt. Biotin, ein B-Vitamin, ist als Schlüsselergänzung für die Hufgesundheit bekannt. Es fördert das Wachstum und die Qualität des Hufhorns. Darüber hinaus kann Zink, ein wichtiges Spurenelement, das Immunsystem stärken und die Zellregeneration unterstützen, was ebenfalls zur Hufgesundheit beiträgt.

Herzerkrankungen sind bei Pferden zwar weniger häufig als bei Menschen, aber dennoch ein ernstes Problem. Taurin und L-Carnitin sind zwei Aminosäuren, die eine wichtige Rolle bei der Unterstützung der Herzfunktion spielen. Taurin hilft, den Elektrolythaushalt in den Herzmuskelzellen zu regulieren, während L-Carnitin den Transport von Fettsäuren in die Mitochondrien fördert, wo sie zur

Energiegewinnung genutzt werden. Diese Ergänzungen können helfen, die Herzgesundheit zu unterstützen und die Leistungsfähigkeit des Pferdes zu verbessern.

Neben diesen spezifischen gesundheitlichen Herausforderungen gibt es auch allgemeine Ergänzungen, die die Gesamtgesundheit und das Wohlbefinden von Pferden mit besonderen Bedürfnissen fördern können. Multivitamine und Mineralstoffe können sicherstellen, dass das Pferd alle notwendigen Nährstoffe erhält, die es für ein gesundes Leben benötigt. Insbesondere Vitamin E und Selen sind wichtig für die Muskulatur und das Immunsystem. Ein Mangel an diesen Nährstoffen kann zu Muskelschwäche und einer erhöhten Anfälligkeit für Infektionen führen.

Es ist wichtig zu betonen, dass jede Ergänzung unter Berücksichtigung der individuellen Bedürfnisse des Pferdes und nach Rücksprache mit einem Tierarzt erfolgen sollte. Ein erfahrener Tierarzt kann die spezifischen gesundheitlichen Herausforderungen des Pferdes beurteilen und Empfehlungen zu geeigneten Nahrungsergänzungsmitteln und deren Dosierung geben. Dies gewährleistet, dass die Ergänzungen effektiv und sicher sind.

Durch die gezielte Ergänzung der Ernährung können Pferde mit speziellen gesundheitlichen Herausforderungen besser unterstützt werden. Dies trägt nicht nur zu ihrer körperlichen Gesundheit bei, sondern verbessert auch ihre Lebensqualität und ihr Wohlbefinden. Pferdebesitzer sollten sich stets über die neuesten Entwicklungen und Forschungsergebnisse in der Tierernährung informieren, um ihren Tieren die bestmögliche Pflege und Unterstützung bieten zu können.

Maßgeschneiderte Nahrungsergänzungslösungen

Die optimale Ernährung eines Pferdes ist entscheidend für dessen Gesundheit und Leistungsfähigkeit. Jedes Pferd ist ein Individuum, das spezielle Bedürfnisse haben kann, die über die allgemeine Versorgung mit Grundnährstoffen und Vitaminen hinausgehen. Maßgeschneiderte Nahrungsergänzungslösungen bieten eine gezielte Unterstützung, um spezifische gesundheitliche und leistungsbezogene Herausforderungen anzugehen. Diese individuell angepassten Ergänzungen können sowohl therapeutische als auch präventive Funktionen erfüllen und zu einer verbesserten Lebensqualität und Leistungsfähigkeit des Pferdes beitragen.

Die erste Überlegung bei der Anpassung von Nahrungsergänzungsmitteln an die speziellen Bedürfnisse eines Pferdes ist die gründliche Analyse seiner gegenwärtigen Gesundheit und seines Ernährungsstatus. Eine Zusammenarbeit mit einem Tierarzt oder einem spezialisierten Ernährungsberater ist hierbei unerlässlich. Diese Experten können durch Bluttests, physische Untersuchungen und eine eingehende Beobachtung des Pferdes bestimmen, welche Nährstoffe in der aktuellen Fütterung möglicherweise fehlen oder in zu geringen Mengen vorhanden sind.

Ein häufiges Beispiel für maßgeschneiderte Ergänzungen ist die Unterstützung bei Gelenkproblemen, die besonders bei älteren Pferden oder solchen, die intensiven sportlichen Tätigkeiten nachgehen, auftreten können. Nahrungsergänzungsmittel wie Glucosamin, Chondroitin und Hyaluronsäure haben sich als wirkungsvoll erwiesen, um die Gelenkgesundheit zu fördern, den Knorpelaufbau zu unterstützen und Entzündungen zu reduzieren. Omega-3-Fettsäuren tragen ebenfalls zur Linderung von Gelenkbeschwerden bei, indem sie entzündungshemmend wirken.

Ein weiteres Gebiet, in dem maßgeschneiderte Ergänzungen eine wichtige Rolle spielen, ist die Stärkung des Immunsystems. Pferde, die anfällig für Infektionen sind, unter

Stress stehen oder sich von Krankheiten erholen, können von zusätzlichen Vitaminen, Mineralstoffen und Kräuterergänzungen profitieren. Vitamin C, Vitamin E und Zink sind essentielle Nährstoffe, die eine Schlüsselrolle im Immunsystem spielen. Kräuter wie Echinacea und Knoblauch sind für ihre immunstärkenden Eigenschaften bekannt und können dem Futter beigemischt werden, um die Abwehrkräfte des Pferdes zu verbessern.

Bei der Bekämpfung spezifischer Verdauungsprobleme und der Unterstützung einer gesunden Darmflora erweisen sich probiotische und präbiotische Ergänzungen als besonders nützlich. Probiotika enthalten nützliche Bakterien, die die Darmgesundheit fördern, während Präbiotika als Nahrung für diese Bakterien dienen, um deren Wachstum zu unterstützen. Solche Ergänzungen können helfen, das Gleichgewicht der Darmflora wiederherzustellen, die Verdauungseffizienz zu verbessern und die Absorption von Nährstoffen zu optimieren. Pferde, die unter Koliken, Durchfall oder anderen gastrointestinalen Störungen leiden, können erheblich von einer gezielten probiotischen und präbiotischen Unterstützung profitieren.

Ein weiteres spezifisches Bedürfnis, das durch maßgeschneiderte Nahrungsergänzungslösungen erfüllt werden kann, betrifft die Haut- und Fellgesundheit. Ein glänzendes

Fell und eine gesunde Haut sind nicht nur Zeichen eines allgemein guten Gesundheitszustands, sondern auch ein Indikator für eine ausgewogene Ernährung und angemessene Pflege. Omega-3- und Omega-6-Fettsäuren, Biotin, Zink und Kupfer sind entscheidende Nährstoffe für die Förderung einer gesunden Haut und eines glänzenden Fells. Diese Nährstoffe können in Form von Ölen, speziellen Pellets oder Pulvern verabreicht werden, um eine sichtbare Verbesserung des Haut- und Fellzustandes zu bewirken.

Blutarmut und Eisenmangel sind weitere spezifische Zustände, die maßgeschneiderte Nahrungsergänzungslösungen erforderlich machen. Pferde, die unter diesen Bedingungen leiden, benötigen möglicherweise zusätzliches Eisen sowie unterstützende Vitamine wie Vitamin B12 und Folsäure, um die Bildung von roten Blutkörperchen zu fördern und die Sauerstofftransportkapazität des Blutes zu erhöhen. Eisenhaltige Ergänzungen können in Form von flüssigen Lösungen, Pulvern oder pasteusen Präparaten verabreicht werden.

Die Leistungssteigerung durch natürliche Nahrungsergänzungsmittel ist ein weiterer Bereich, der spezifische Bedürfnisse eines Pferdes adressieren kann. Adaptogene Kräuter wie Ginseng, Rhodiola und Maca können helfen, die körperliche Leistung zu steigern, die Energielevels zu erhöhen und die Stressresistenz zu verbessern. Diese pflanzlichen Ergänzungen sind besonders bei Sportpferden beliebt, um die Ausdauer, Konzentration und Regeneration zu fördern.

Das Thema der maßgeschneiderten Nahrungsergänzungen ist umfassend und vielfältig. Die individuelle Anpassung und sorgfältige Auswahl der richtigen Ergänzungen erfordern eine fundierte Kenntnis der spezifischen Bedürfnisse des Pferdes sowie die Unterstützung durch qualifizierte Fachleute. Dabei ist es wichtig, die Interaktionen zwischen verschiedenen Ergänzungen und die möglichen Auswirkungen auf den gesamten Ernährungsplan des Pferdes zu berücksichtigen. Eine achtsame und gut geplante Anwendung von maßgeschneiderten Nahrungsergänzungen kann einen wesentlichen Beitrag zur Gesundheit, Leistungsfähigkeit und Lebensqualität eines Pferdes leisten.

9. Stärkung des Immunsystems

Ergänzungsmittel zur Immunabwehr

Die Gesundheit eines Pferdes hängt maßgeblich von seinem Immunsystem ab, das in der Lage sein muss, Krankheitserreger abzuwehren und Infektionen zu verhindern. Eine besondere Herausforderung kann das Immunsystem bei Stresssituationen wie Transport, Wettkämpfen, Wetterumschwüngen oder Weidewechsel erleben. Um die Abwehrkräfte Ihres Pferdes zu stärken, können Nahrungsergänzungsmittel eine wertvolle Unterstützung bieten. Diese Ergänzungsmittel können das Immunsystem auf verschiedene Weise unterstützen, indem sie wesentliche Vitamine, Mineralstoffe und andere bioaktive Substanzen liefern.

Zu den bekanntesten und am häufigsten genutzten Ergänzungsmitteln gehört Vitamin C. Als ein starkes Antioxidans spielt Vitamin C eine zentrale Rolle bei der Neutralisierung freier Radikale, die im Körper Stress und Zellschäden verursachen können. Gerade bei Pferden, die hohem körperlichen Stress ausgesetzt sind, wie etwa Turnierpferden, kann die zusätzliche Gabe von Vitamin C helfen, das

Immunsystem zu entlasten und die Genesung von Verletzungen zu fördern.

Ein weiteres bedeutendes Antioxidans ist Vitamin E. Es unterstützt nicht nur die Immunfunktion, sondern auch die Muskelfunktion und die Zellgesundheit. Insbesondere bei ältere Pferde und solchen mit hohen Leistungsanforderungen kann eine Ergänzung mit Vitamin E sinnvoll sein, um oxidative Schäden zu minimieren und das Immunsystem zu stärken. Neben Vitamin E hat auch Selen eine wichtige Rolle. Selen ergänzt die antioxidative Wirkung von Vitamin E und ist für zahlreiche Enzymfunktionen im Stoffwechsel notwendig. Eine ausgeglichene Zufuhr von Selen ist daher entscheidend für ein starkes Immunsystem und kann zudem bei Entzündungen eine heilende Wirkung haben.

Probiotika sind ebenfalls ein bemerkenswerter Ansatz zur Stärkung der Immunabwehr. Die Darmschleimhaut ist nicht nur ein Verdauungsorgan, sondern auch ein bedeutender Teil des Immunsystems. Probiotika, wie Lactobacillen oder Bifidobakterien, können das Gleichgewicht der Darmflora fördern und so die Funktion des Immunsystems verbessern. Ein gesunder Darm kann Krankheitserreger effektiver abwehren und die Nährstoffaufnahme optimieren, was wiederum die allgemeine Gesundheit und Widerstandsfähigkeit Ihres Pferdes stärkt.

Neben Vitaminen und Probiotika spielen auch bestimmte Kräuter und Pflanzenextrakte eine wichtige Rolle in der Unterstützung des Immunsystems. Echinacea, auch als Sonnenhut bekannt, ist ein bewährtes Mittel zur Stärkung der Abwehrkräfte. Es hat sich gezeigt, dass Echinacea die Anzahl der weißen Blutkörperchen erhöht, die eine Schlüsselrolle bei der Bekämpfung von Infektionen spielen. Auch die Wurzel von Astragalus, eine Pflanze aus der Traditionellen Chinesischen Medizin, hat immunstärkende Eigenschaften. Sie kann die Produktion von Immunzellen anregen und entzündungshemmende Effekte haben.

Omega-3-Fettsäuren, die hauptsächlich in Fischöl und bestimmten Pflanzenölen vorkommen, können ebenfalls das Immunsystem unterstützen. Sie wirken entzündungshemmend und können helfen, das Immungleichgewicht zu regulieren. Omega-3-Fettsäuren fördern die Gesundheit der Zellmembranen und unterstützen dadurch viele physiologische Prozesse im Körper. Gerade bei Pferden, die zu Allergien oder chronischen Entzündungen neigen, kann eine Ergänzung mit Omega-3-Fettsäuren sehr vorteilhaft sein.

Ein weiteres nützliches Ergänzungsmittel für die Immunabwehr ist Zink. Zink ist ein essentieller Mineralstoff, der für viele enzymatische Prozesse und die Zellreparatur notwendig ist. Ein Mangel an Zink kann das Immunsystem erheblich schwächen und die Infektionsanfälligkeit erhöhen. Daher ist es wichtig, dass Ihr Pferd ausreichend mit Zink versorgt wird, besonders in Zeiten hoher Belastung.

Ein oft unterschätztes Element in der Diät von Pferden ist die Hefe. Bierhefe oder Lebendhefe, die reich an verschiedenen B-Vitaminen sowie Spurenelementen ist, kann die Verdauung und somit die allgemeine Gesundheit des Pferdes fördern. Die enthaltenen Vitamine und Mineralstoffe stärken das Immunsystem und unterstützen die Regeneration nach Krankheiten oder körperlicher Anstrengung.

Ein weiteres wichtiges Mittel zur Unterstützung der Immunabwehr ist Kolostrum. Kolostrum, die Erstmilch, ist reich an Antikörpern und diversen Immunproteinen. Die zusätzliche Gabe von Kolostrum-Präparaten kann insbesondere bei Fohlen oder Pferden in Stresssituationen das Immunsystem signifikant stärken. Die Immunfaktoren im Kolostrum können helfen, Krankheitserreger abzuwehren und das Immunsystem insgesamt widerstandsfähiger zu machen.

Es ist wichtig zu beachten, dass die Wirksamkeit von Nahrungsergänzungsmitteln häufig individuell unterschiedlich sein kann. Daher sollte immer eine Absprache mit einem Tierarzt oder einer Pferdeernährungsexpertin erfolgen, bevor Sie Ihrem Pferd neue Ergänzungsmittel verabreichen. Eine regelmäßige Überprüfung des Gesundheitszustandes und der Blutwerte kann dabei helfen, die richtige Mischung und Dosierung von Nahrungsergänzungsmitteln festzulegen, um das Immunsystem effektiv zu unterstützen. Ein gut durchdachtes Ergänzungskonzept kann somit einen erheblichen Beitrag zur Erhaltung der Gesundheit und Leistungsfähigkeit Ihres Pferdes leisten.

Antioxidantien und ihre Bedeutung

Antioxidantien spielen eine wesentliche Rolle im komplexen Netzwerk der Gesundheit und des Wohlbefindens von Pferden. Diese Moleküle sind dafür bekannt, dass sie freie Radikale neutralisieren, die in den Zellen entstehen und potenziell Schaden anrichten können. Eine erhöhte Konzentration freier Radikale kann zu oxidativem Stress führen, der wiederum eine Vielzahl von Gesundheitsproblemen wie Entzündungen, Gewebeschäden und sogar chronischen Krankheiten verursachen kann. Daher ist die Bereitstellung ausreichender Mengen an Antioxidantien durch Nahrungsergänzungen und natürliche Heilmittel von zentraler Bedeutung für die Stärkung des Immunsystems von Pferden.

Unter den Antioxidantien sticht Vitamin E als eines der wichtigsten hervor. Es ist ein fettlösliches Antioxidans, das in den Zellmembranen der Pferdezellen vorkommt. Vitamin E trägt maßgeblich zur Stabilität und Funktion der Zellmembranen bei, indem es die Zellen vor oxidativen Schäden schützt. Zudem unterstützt es die Immunfunktion, indem es die Phagozytose fördert – den Prozess, durch den Immunzellen schädliche Mikroorganismen verschlingen und zerstören. Ein Mangel an Vitamin E kann zu einer Schwächung der Immunantwort führen und die Anfälligkeit des Pferdes für Infektionen und Krankheiten erhöhen.

Ein weiteres bedeutendes Antioxidans ist Vitamin C. Dieses wasserlösliche Vitamin ist vor allem für seine Rolle bei der Kollagensynthese und als Co-Faktor für Enzyme bekannt. Darüber hinaus ist Vitamin C ein wichtiger Radikalfänger, der oxidative Schäden an Proteinen, Lipiden und DNA verhindert. Pferde sind in der Lage, Vitamin C in ihrer Leber zu synthetisieren, doch unter Stresssituationen, wie zum Beispiel während intensiver Trainingseinheiten oder Krankheitsphasen, kann die endogene Produktion nicht ausreichen, um den erhöhten Bedarf zu decken. Eine zusätzliche Gabe von Vitamin C kann in solchen Fällen das Immunsystem stärken und die Genesung beschleunigen.

Ein weiterer wertvoller Bestandteil des antioxidativen Schutzes ist Selen. Dieses Spurenelement ist ein Bestandteil des Enzyms Glutathionperoxidase, das freie Radikale unschädlich macht. Selenmangel kann zu Schwäche und Muskelerkrankungen führen und die Immunfunktion beeinträchtigen. Deshalb ist eine ausgewogene Selenversorgung durch die Nahrung essenziell für die Gesundheit des Pferdes. Überdosierungen sollten jedoch vermieden werden, da ein Übermaß an Selen toxisch wirken und diverse Gesundheitsprobleme verursachen kann.

Auch die Bedeutung von Pflanzenstoffen sollte nicht unterschätzt werden. Polyphenole, die in einer Vielzahl von Pflanzen vorkommen, sind starke Antioxidantien. Sie sind in Lebensmitteln wie Beeren, Trauben, Tees und bestimmten Kräutern enthalten. Polyphenole wie Flavonoide können Zellschäden durch ihre antioxidative Wirkung verhindern und Entzündungen reduzieren. Zudem wurden sie mit der Verbesserung der kardiovaskulären Gesundheit und der Stärkung der Immunabwehr in Verbindung gebracht.

Einige Kräuter bieten ebenso antioxidative Vorteile für Pferde. Mariendistel ist ein hervorragendes Beispiel. Diese Pflanze enthält Silymarin, eine Gruppe von Flavonolignanen, die für ihre antioxidativen und leberschützenden Eigenschaften bekannt sind. Mariendistel kann helfen, oxidative Schäden in der Leber zu reduzieren und die Entgiftungsfunktionen dieses wichtigen Organs zu unterstützen. Knoblauch, ein weiteres kraftvolles Heilkraut, enthält Verbindungen wie Alliin und Allicin, die antioxidative und antimikrobielle Eigenschaften haben, was die allgemeine Gesundheit und das Wohlbefinden des Pferdes fördern kann.

Omega-3-Fettsäuren, insbesondere die in Fischölen und Leinsamen vorkommenden, können ebenfalls als indirekte Antioxidantien betrachtet werden. Sie wirken entzündungshemmend und modulierend auf das Immunsystem, was die antioxidative Abwehr des Körpers unterstützt. Eine Diät, die reich an Omega-3-Fettsäuren ist, kann damit helfen, einen ausgeglichenen oxidativen Status zu fördern und das Immunsystem eines Pferdes zu stärken.

Zusammenfassend lässt sich sagen, dass Antioxidantien eine herausragende Rolle in der Ernährung und Gesundheit von Pferden spielen. Sie schützen vor zellulären Schäden, unterstützen das Immunsystem und leisten einen wesentlichen Beitrag zur Prävention von Krankheiten. Diese wertvollen Moleküle kommen sowohl in natürlichen Futtermitteln als auch in gezielt eingesetzten Nahrungsergänzungen vor. Eine bewusste und ausgewogene Versorgung Ihres Pferdes mit Antioxidantien kann somit maßgeblich dazu beitragen, seine Gesundheit, Leistungsfähigkeit und Lebensqualität zu erhalten und zu verbessern.

Natürliche Mittel gegen Entzündungen

Natürliche Mittel gegen Entzündungen sind ein wichtiger Bestandteil der Pflege und Gesundheitsförderung bei Pferden. Entzündungen können durch eine Vielzahl von Faktoren ausgelöst werden, darunter Infektionen, Verletzungen, allergische Reaktionen oder chronische Erkrankungen. Eine Entzündung ist grundsätzlich die Reaktion des Körpers auf schädliche Reize, bei der Immunzellen, Blutgefäße und molekulare Mediatoren beteiligt sind. Ziel ist es, den Schaden zu beseitigen und die Heilung einzuleiten. Allerdings können chronische Entzündungen zu erheblichen Gesundheitsproblemen führen, weshalb es entscheidend ist, effektive und schonende Behandlungsstrategien zu kennen und anzuwenden.

Ein bewährtes natürliches Mittel gegen Entzündungen ist Kurkuma, das wegen seines Wirkstoffs Curcumin bekannt ist. Diese gelbe Wurzel, die hauptsächlich in der asiatischen Küche verwendet wird, besitzt starke entzündungshemmende Eigenschaften. Studien haben gezeigt, dass Curcumin die Produktion von Entzündungsmediatoren wie Prostaglandinen und Leukotrienen hemmt und dadurch hilft, chronische Entzündungsprozesse zu lindern. In der Pferdeernährung kann Kurkuma als Ergänzungsfutter verabreicht werden, oftmals in Kombination mit schwarzem Pfeffer, um die Bioverfügbarkeit zu erhöhen. Eine Dosierung durch den Tierarzt ist ratsam, um sicherzustellen, dass die richtige Menge verabreicht wird und keine unerwünschten Nebenwirkungen auftreten.

Ein weiteres effektives entzündungshemmendes Mittel ist Aloe Vera. Diese Pflanze ist seit Jahrhunderten für ihre heilenden Eigenschaften bekannt und wird häufig bei Hautproblemen und inneren Entzündungen verwendet. Aloe Vera enthält Polysaccharide, Aminosäuren und Enzyme, die die Immunantwort modulieren und den Entzündungsprozess reduzieren. Bei äußerlichen Verletzungen oder Irritationen kann Aloe-Vera-Gel direkt auf die betroffenen Stellen aufgetragen werden. Für die innere Anwendung gibt es Aloe-Vera-Säfte, die speziell für Tiere formuliert sind. Die entzündungshemmenden Effekte können helfen, die

Genesung zu beschleunigen und das allgemeine Wohlbefinden des Pferdes zu verbessern.

Auch Weidenrinde ist ein traditionelles Heilmittel mit starken entzündungshemmenden Eigenschaften, das als natürliches Äquivalent zu Aspirin gilt. Weidenrinde enthält Salicin, das im Körper zu Salicylsäure metabolisiert wird und entzündungshemmend sowie schmerzlindernd wirkt. Vorsicht ist jedoch bei der Dosierung geboten, da eine zu hohe Menge zu Magen-Darm-Problemen führen kann. Weidenrindenextrakte sollten deshalb nur unter fachkundiger Anleitung verabreicht werden, um sicherzustellen, dass dem Pferd tatsächlich geholfen und nicht zusätzlich belastet wird.

Omega-3-Fettsäuren, die hauptsächlich in Fischöl und Leinsamen vorkommen, sind ebenfalls sehr wirksam bei der Bekämpfung von Entzündungen. Sie wirken, indem sie die Produktion von entzündungsfördernden Eicosanoiden und Zytokinen im Körper verringern. Eine Ergänzung der täglichen Ration mit Omega-3-Fettsäuren kann helfen, die Gesundheit der Haut, des Fells und der Gelenke zu verbessern und entzündlichen Erkrankungen wie Arthritis vorzubeugen. Besonders bei älteren Pferden oder solchen mit bestehenden Gelenkproblemen kann eine langfristige Gabe von Omega-3 einen deutlichen Unterschied machen.

Ingwer ist ein weiteres Naturheilmittel, das wegen seiner entzündungshemmenden Wirkung geschätzt wird. Der Hauptwirkstoff, Gingerol, hemmt die Synthese von Prostaglandinen und anderen Entzündungsmediatoren. Ingwer kann sowohl frisch als auch getrocknet im Futter verabreicht werden. Die meisten Pferde nehmen Ingwer gut an, besonders wenn er in kleinen Mengen beigemischt wird. Wie bei allen Ergänzungsfuttermitteln ist jedoch eine Rücksprache mit einem Tierarzt wichtig, um die richtige Menge und Anwendung zu gewährleisten.

Ein weniger bekanntes, aber sehr effektives Mittel gegen Entzündungen ist Boswellia, auch bekannt als Weihrauch. Der Extrakt dieser Pflanze enthält Boswelliasäuren, die nachweislich entzündungshemmend wirken, indem sie die Aktivität bestimmter Enzyme, die in Entzündungsprozesse involviert sind, blockieren. Boswellia ist besonders hilfreich bei Entzündungen des Verdauungstrakts und der Gelenke. Weihrauchextrakte sind in verschiedenen Formen erhältlich, darunter Pulver und Kapseln, die leicht ins Futter gemischt werden können. Wie bei allen pflanzlichen Heilmitteln sollte auch hier die Anwendung mit einem Fachmann besprochen werden.

Die Kombination der oben genannten natürlichen Mittel kann in vielen Fällen eine synergetische Wirkung haben, die die Gesundheit und Lebensqualität des Pferdes erheblich verbessern kann. Trotzdem sollte man beachten, dass eine ganzheitliche Herangehensweise, die auch eine ausgewogene Ernährung, regelmäßige Bewegung und eine stressfreie Umgebung umfasst, für den bestmöglichen Therapieerfolg wichtig ist.

Durch das Kennen und Anwenden dieser natürlichen Mittel gegen Entzündungen können Pferdebesitzer einen wichtigen Beitrag zur Gesundheit und zum Wohlbefinden ihrer Tiere leisten. Diese Maßnahmen sollten jedoch stets in Absprache mit einem Tierarzt erfolgen, um individuelle Bedürfnisse und potentielle Risiken zu berücksichtigen. Langfristig kann eine sorgfältig abgestimmte und vielseitige Pflege wesentlich dazu beitragen, Entzündungen vorzubeugen und das Immunsystem der Pferde zu stärken.

Präventive Maßnahmen gegen Krankheiten

Pferde sind genauso wie andere Lebewesen anfällig für eine Vielzahl von Krankheiten und gesundheitlichen Problemen. Doch durch präventive Maßnahmen können Pferdebesitzer einen wesentlichen Beitrag zur Gesunderhaltung ihrer Tiere leisten und das Immunsystem der Pferde stärken. Durch gezielte Fütterung, optimale Haltungsbedingungen und regelmässige Gesundheitschecks lassen sich viele der häufigsten Krankheiten vermeiden.

Eine der grundlegendsten präventiven Maßnahmen ist die Sicherstellung einer ausgewogenen und artgerechten Ernährung. Pferde benötigen eine ausgewogene Menge an Makronährstoffen wie Eiweiße, Fette und Kohlenhydrate sowie eine Vielzahl an Mikronährstoffen, darunter Vitamine, Mineralstoffe und Spurenelemente. Eine Mangelversorgung kann das Immunsystem schwächen und das Pferd anfälliger für Krankheiten machen. Eine wichtige Rolle spielen vor allem die Vitamine A, C und E, die als Antioxidantien fungieren und die Zellen vor schädlichen freien Radikalen schützen. Auch Mineralstoffe wie Zink und Selen sind essenziell für die ordnungsgemäße Funktion des Immunsystems.

Neben der Fütterung ist die Wasserversorgung ein weiterer kritischer Faktor. Sauberes und frisches Wasser sollte deinem Pferd jederzeit zur Verfügung stehen. Wasser ist nicht nur für die Aufrechterhaltung vieler Körperfunktionen unverzichtbar, sondern auch für die Unterstützung des Immunsystems. Dehydration kann die Immunabwehr schwächen, was wiederum das Risiko für Infektionen und Krankheiten erhöht.

Die Haltungsbedingungen sind ein weiterer bedeutender Einflussfaktor. Ein sauberes, trockenes und gut belüftetes Stallklima kann zur Vorbeugung von Atemwegs- und Hauterkrankungen beitragen. Mangelnde Hygiene und Feuchtigkeit schaffen ideale Lebensbedingungen für Krankheitserreger wie Bakterien, Viren und Pilze, die das Immunsystem des Pferdes überlasten können. Daher ist es wichtig, den Stall regelmäßig zu reinigen und dafür zu sorgen, dass das Pferd Zugang zu trockenem und sauberen Einstreu hat.

Regelmäßige Bewegung und Sozialkontakte sind ebenfalls entscheidend für ein starkes Immunsystem. Pferde sind Herdentiere und benötigen daher den Kontakt zu Artgenossen. Das gemeinsame Sozialverhalten trägt nicht nur zur mentalen Gesundheit bei, sondern fördert auch die allgemeine Fitness und Widerstandsfähigkeit der Tiere.

Bewegung an der frischen Luft unterstützt die Durchblutung und stärkt die Muskulatur, was wiederum das gesamte Immunsystem positiv beeinflusst. Regelmäßige Bewegung kann auch den Stresspegel reduzieren, der bekanntermaßen eine hemmende Wirkung auf das Immunsystem haben kann.

Noch ein weiterer Aspekt der Prävention ist die regelmäßige Entwurmung und Kontrolle auf Parasiten. Diese Maßnahmen sind essenziell, um Wurmbefall und andere parasitäre Erkrankungen zu verhindern, die die Gesundheit und das Wohlbefinden des Pferdes erheblich beeinträchtigen können. Ein zielgerichteter und regelmäßiger Entwurmungsplan, der in Zusammenarbeit mit dem Tierarzt erstellt wird, kann helfen, das Risiko von Parasitenbefall zu minimieren.

Impfungen stellen eine ebenso wirksame präventive Maßnahme dar. Impfungen bilden die Grundlage für die Prävention von verschiedenen viralen und bakteriellen Infektionen, die sonst schwerwiegende Konsequenzen haben könnten. Es gibt eine Reihe von Grundimpfungen, die für jedes Pferd empfohlen werden, darunter Impfungen gegen Tetanus, Influenza und Herpes.

Eine stressarme Umgebung ist ein oft unterschätzter Aspekt der Krankheitsprävention. Stress kann das Immunsystem empfindlich schwächen und das Pferd anfälliger für Infektionen und Krankheiten machen. Daher sollten Stressfaktoren wie übermäßiger Stallwechsel, Isolation, Inkompatibilität mit Herdenmitgliedern und mangelnde Routine so weit wie möglich vermieden werden.

Auch die regelmäßigen Gesundheitschecks durch einen Tierarzt gehören zu einem umfassenden Präventionskonzept. Diese Überprüfungen ermöglichen es, Erkrankungen frühzeitig zu erkennen und zu behandeln, bevor sie zu einem ernsthaften Problem werden. Ein jährlicher Gesundheits-Check-up ist ein Muss, bei älteren oder gesundheitlich vorbelasteten Pferden kann eine häufigere Kontrolle sinnvoll sein.

Zusammengefasst lässt sich sagen, dass die Stärkung des Immunsystems und die Prävention von Krankheiten durch eine Vielzahl von Maßnahmen erreicht werden kann, die alle darauf abzielen, die natürlichen Abwehrkräfte des Pferdes zu unterstützen. Eine ausgewogene Ernährung, eine saubere und stressfreie Umgebung, regelmäßige Bewegung und Sozialkontakte, gezielte Parasitenbekämpfung, Impfungen und regelmäßige Gesundheitschecks sind

grundlegende Bausteine eines umfassenden Präventions-
programms. Durch die Umsetzung dieser Maßnahmen können Pferdebesitzer einen wesentlichen Beitrag zur Gesunderhaltung ihrer Tiere leisten und das Risiko von Krankheiten und Infektionen erheblich reduzieren.

Beispiele für erfolgreiche Anwendungen

Die Stärkung des Immunsystems ist ein wesentliches Ziel in
der Pferdegesundheit, um die Widerstandsfähigkeit gegen
Krankheiten zu erhöhen und die allgemeine Vitalität zu verbessern. An dieser Stelle möchten wir konkrete Beispiele für
erfolgreiche Anwendungen von Nahrungsergänzungen
und natürlichen Heilmitteln zur Stärkung des Immunsystems bei Pferden vorstellen. Diese Beispiele verdeutlichen
die Vielfalt und Wirksamkeit der Maßnahmen, die ergriffen
werden können.

Ein bemerkenswertes Beispiel ist die Anwendung von Echinacea, einer Pflanze, die für ihre immunstärkenden Eigenschaften bekannt ist. Studien und Erfahrungsberichte legen
nahe, dass die Verabreichung von Echinacea besonders in
Zeiten erhöhter Belastung, wie bei Transporten oder Tur-
nieren, die Immunabwehr der Pferde maßgeblich verbessern kann. In einem Fallbericht wurde ein Sportpferd

beschrieben, das regelmäßig an Atemwegsinfektionen litt. Nach einer mehrmonatigen Kur mit Echinacea-Tinkturen verbesserte sich der allgemeine Gesundheitszustand des Pferdes deutlich. Die Häufigkeit und Schwere der Infektionen nahm ab, und das Tier zeigte eine erhöhte Leistungsbereitschaft.

Auch Omega-3-Fettsäuren haben sich als außerordentlich günstig für das Immunsystem erwiesen. In einem weiteren Fall wurde ein älteres Pferd, das an chronischen Gelenkentzündungen und einer allgemein schwachen Konstitution litt, mit einem Nahrungsergänzungsmittel auf Basis von Fischöl behandelt. Die regelmäßige Zufuhr von Omega-3-Fettsäuren führte nicht nur zu einer Linderung der Gelenkbeschwerden, sondern auch zu einer sichtbaren Verbesserung des Fellzustandes und einer geringeren Anfälligkeit für Infektionen. Die Besitzer berichteten von einer spürbaren Zunahme der Vitalität und Lebensfreude des Pferdes.

Hagebuttenpulver ist ein weiteres Naturprodukt, das häufig zur Stärkung des Immunsystems bei Pferden eingesetzt wird. Hagebutten sind reich an Vitamin C und anderen Antioxidantien, die eine Schlüsselrolle in der Immunabwehr spielen. Ein Beispiel verdeutlicht dies: Ein Pferd, das in einer großen Reitanlage lebt und regelmäßig mit vielen anderen Pferden in Kontakt kommt, wurde durch regelmäßige Zugabe von Hagebuttenpulver in der täglichen Fütterung widerstandsfähiger gegen Krankheiten. Nicht nur die Erkältungen wurden seltener, auch kleine Wunden heilten schneller und ohne Komplikationen.

Probiotika sind ebenfalls von großer Bedeutung für die Darmgesundheit und damit die Immunfunktion. Im Darm sitzen etwa 70% der Immunzellen, weshalb eine gesunde Darmflora essenziell ist. In einem Fallbericht wurde ein Pferd mit wiederkehrenden Magen-Darm-Problemen und daraus resultierenden Abwehrschwächen beschrieben. Durch die Zufütterung von probiotischen Zusätzen konnte die Darmflora stabilisiert werden, was schließlich zu einem allgemein verbesserten Immunstatus führte. Das Pferd erholte sich schneller von Krankheiten und zeigte eine größere Widerstandskraft gegenüber künftigen Infektionen.

Auch die Brennnessel hat ihren Platz im Repertoire der natürlichen Immunstimulanzien. Ein Fallbericht aus einer Reittherapieeinrichtung erwähnte die regelmäßige Fütterung von getrockneten Brennnesselblättern, die zur allgemeinen Kräftigung und zur Unterstützung des Immunsystems dienten. Pferde, die an saisonalen Allergien litten, zeigten weniger Symptome und konnten die Allergiezeit besser überstehen.

Neben diesen pflanzlichen und natürlichen Zusätzen spielen auch bestimmte Mineralien und Vitamine eine wichtige Rolle. Zink und Selen sind zwei Spurenelemente, die das Immunsystem maßgeblich unterstützen. In der Praxis wurden Pferde, die an einem Zink- oder Selenmangel litten, durch gezielte Supplementation widerstandsfähiger gegenüber Infektionen. Ein spezifisches Beispiel ist ein Turnierpferd, das durch intensiven Trainingsstress häufig unter leichten Infektionen litt. Nach einer gründlichen Blutuntersuchung und der Feststellung eines Selenmangels konnte durch die Verabreichung eines selenhaltigen Präparates eine deutliche Besserung erzielt werden.

Zusammenfassend kann festgehalten werden, dass die Nutzung von Nahrungsergänzungen und natürlichen Heilmitteln zur Stärkung des Immunsystems bei Pferden vielfältige Formen annehmen kann. Beispiele aus der Praxis zeigen, dass sowohl pflanzliche Heilmittel wie Echinacea, Hagebutte und Brennnessel als auch spezifische Nährstoffsupplemente wie Omega-3-Fettsäuren und Spurenelemente wirkungsvoll und erfolgreich eingesetzt werden können. Diese Maßnahmen tragen nicht nur zur Vorbeugung von Krankheiten bei, sondern fördern auch die allgemeine Vitalität und Lebensfreude der Pferde. Die regelmäßige Fütterung und gezielte Ergänzung der Nahrung nach individuellen Bedürfnissen kann somit einen wesentlichen Beitrag zur langfristigen Gesundheit und Leistungsfähigkeit der Pferde leisten.

10. Gelenkgesundheit und Mobilität

Wichtigkeit der Gelenkgesundheit

Gelenkgesundheit ist ein essenzielles Thema in der Pferde-haltung und kann maßgeblich über das Wohlbefinden und die Leistungsfähigkeit eines Pferdes entscheiden. Ein ge-sundes Gelenksystem ermöglicht Bewegungsfreiheit und ein hohes Maß an physischer Aktivität, während Gelenk-probleme nicht nur das Training beeinträchtigen, sondern auch zu chronischen Schmerzen und schweren Erkrankun-gen führen können. Verständnis und Pflege der Gelenkge-sundheit sind daher von entscheidender Bedeutung für Pferdebesitzer, Reiter und Trainer.

Die Gelenke eines Pferdes setzen sich aus mehreren Kom-ponenten zusammen: dem Knorpel, der die Enden der Kno-chen bedeckt, der Gelenkflüssigkeit, die als Gleitmittel fun-giert, und einer Vielzahl von Bändern und Sehnen, die Sta-bilität und Bewegung ermöglichen. Jeder dieser Bestand-teile muss optimal funktionieren, damit das Pferd ge-schmeidig und kräftig bleibt. Eine zentrale Rolle nimmt da-bei der Gelenkknorpel ein, der als Stoßdämpfer dient und die Reibung zwischen den Gelenken minimiert. Dieser Knorpel darf sich nicht abnutzen, da er sonst den Knochen freilegt, was zu Schmerzen und Entzündungen führen kann.

Pferde sind im Laufe ihres Lebens verschiedenen Belastungen ausgesetzt, die die Gelenke beanspruchen. Dies beginnt schon im Fohlenalter, wenn junge Pferde unbekümmert herumspringen und endet nicht bei den Anforderungen, die das fortgeschrittene Training an erwachsene Pferde stellt. Es sind nicht nur Sportpferde, die von Gelenkproblemen betroffen sind. Auch Freizeitpferde leiden oft unter den Folgen von Überlastung oder Fehlbelastung. Die Wichtigkeit von Prävention kann daher nicht genug betont werden.

Eine richtige Ernährung ist der Grundstein für die Gelenkgesundheit von Pferden. Bestimmte Nährstoffe spielen eine entscheidende Rolle bei der Erhaltung der Gelenkstruktur und -funktion. Glucosamin und Chondroitin gehören zu den bekanntesten Nahrungsergänzungsmitteln, die den Gelenkknorpel unterstützen. Sie fördern die Regeneration und die Herstellung von neuem Knorpelgewebe. Omega-3-Fettsäuren, die in Fischöl oder bestimmten Pflanzenölen vorkommen, haben entzündungshemmende Eigenschaften und können Gelenkschmerzen verringern.

Neben der Ernährung ist die Bewegung ein kritischer Faktor für die Erhaltung der Gelenkgesundheit. Regelmäßige, maßvolle Bewegung fördert die Durchblutung und den Nährstofftransport zu den Gelenkstrukturen. Ein ausgewogenes Trainingsprogramm, das die Gelenke nicht einseitig belastet, ist von außerordentlicher Bedeutung. Überschreiten die Belastungen jedoch die natürliche Belastbarkeit, können Mikrotraumen entstehen, die langfristig zu Arthrose führen können – einer schmerzhaften Gelenkerkrankung, die oft nur schwer zu behandeln ist.

Es ist außerdem essenziell, auf die individuellen Bedürfnisse jedes Pferdes einzugehen. Jedes Pferd hat eine unterschiedliche Konstitution, Trainingserfahrung und genetische Veranlagungen, die berücksichtigt werden müssen, um Gelenkproblemen vorzubeugen. Regelmäßige tierärztliche Untersuchungen und eine frühzeitige Diagnose von Gelenkproblemen sind ein Schlüsselelement für die erfolgreiche Prävention und Behandlung. Veterinärmedizinische Kontrollen wie Röntgenaufnahmen, Ultraschall und Gelenkspiegelungen können helfen, frühe Anzeichen von Gelenkerkrankungen zu erkennen und Gegenmaßnahmen zu ergreifen.

Verschleißerscheinungen an den Gelenken werden häufig durch Übergewicht begünstigt, da das zusätzliche Gewicht die Gelenke stärker belastet. Ein konsequentes Gewichtsmanagement und eine kontrollierte Fütterung können somit einen signifikanten Beitrag zur Gelenkgesundheit leisten. Eine ausgewogene Fütterung in Kombination mit regelmäßiger Bewegung ist der Schlüssel, um ein gesundes Gewicht zu halten und die Gelenke zu entlasten.

Man darf auch die Umweltfaktoren nicht außer Acht lassen. Ein optimal beschaffenes Paddock oder eine gut gepflegte Weidefläche können das Risiko von Verletzungen und Überbelastung der Gelenke minimieren. Auch der Untergrund in der Reithalle oder auf den Außenplätzen spielt eine signifikante Rolle. Ein zu harter oder unebener Boden kann die Gelenke stark beanspruchen und die Abnutzung beschleunigen.

In der Welt der Nahrungsergänzungsmittel gibt es eine Vielzahl von Produkten, die die Gelenkgesundheit unterstützen sollen. Es ist jedoch wichtig, zwischen wissenschaftlich fundierten Supplements und solchen, deren Wirkung fraglich ist, zu unterscheiden. Eine Beratung durch den Tierarzt oder einen auf Pferde spezialisierten Ernährungsberater kann dabei helfen, die richtigen Präparate auszuwählen.

Abschließend lässt sich feststellen, dass die Gelenkgesundheit eines der komplexesten, aber auch wichtigsten Themen in der Pferdepflege ist. Ein umfassendes Verständnis und eine zielgerichtete Pflege der Gelenke können dabei helfen, die Lebensqualität und Leistungsfähigkeit von Pferden deutlich zu verbessern und ihnen ein langes, schmerzfreies Leben zu ermöglichen. Pferdebesitzer sollten sich des Stellenwerts dieser Thematik bewusst sein und alle zur Verfügung stehenden Mittel nutzen, um ihren Pferden die bestmögliche Versorgung zukommen zu lassen.

Ergänzungsmittel wie Glucosamin und Chondroitin

Glucosamin und Chondroitin sind zwei der am häufigsten verwendeten Nahrungsergänzungsmittel zur Unterstützung der Gelenkgesundheit und Mobilität bei Pferden. Diese beiden Substanzen bieten potenziell signifikante Vorteile in der Prävention und Behandlung gelenkbezogener Probleme, insbesondere bei älteren Pferden und solchen, die harte körperliche Arbeit verrichten. Hier betrachten wir die wissenschaftlichen Grundlagen, praktischen Anwendungsmöglichkeiten und die potenziellen Vor- und Nachteile dieser Ergänzungsmittel detailliert.

Glucosamin ist ein natürlicher Bestandteil des Knorpels und spielt eine zentrale Rolle bei der Synthese von Glykosaminoglykanen, die für die Bildung und Reparatur von Knorpelgewebe notwendig sind. Bei Pferden wird Glucosamin häufig in Form von Glucosamin-Sulfat oder Glucosamin-Hydrochlorid verabreicht. Es wird angenommen, dass die zusätzliche Glucosaminzufuhr dazu beitragen kann, den natürlichen Abbau von Knorpelgewebe zu verlangsamen und gleichzeitig die Regeneration zu fördern. Dies ist besonders wichtig für Pferde, die an degenerativen Gelenkerkrankungen wie Arthritis leiden. Klinische Studien haben gezeigt, dass Glucosamin die Gelenkfunktion verbessern und Schmerzen lindern kann, obwohl die Ergebnisse variieren und oft von individuellen Faktoren sowie der Dosierung abhängen.

Chondroitin ist ein weiteres wichtiges Molekül, das natürlicherweise im Knorpel vorkommt. Es trägt zur Elastizität und Festigkeit des Knorpelgewebes bei, indem es in der Matrix des Knorpels Wasser anzieht und hält. Chondroitin-Sulfat ist die am häufigsten verwendete Form dieses Ergänzungsmittels bei Pferden. Es wird angenommen, dass Chondroitin ebenfalls den Abbau von Knorpel verlangsamen und Entzündungen reduzieren kann. Einige Studien deuten darauf hin, dass Chondroitin entzündungshemmende Eigenschaften hat und die Progression von

Gelenkschäden verlangsamen kann. Die Kombination von Glucosamin und Chondroitin wird häufig diskutiert, da die beiden Substanzen synergistisch wirken können. Während Glucosamin die Reparatur von beschädigtem Knorpel unterstützt, kann Chondroitin den Abbau intakten Knorpels verhindern, was insgesamt zu einer besseren Gelenkgesundheit führt.

Die Anwendung von Glucosamin und Chondroitin bei Pferden ist relativ unkompliziert, da beide Substanzen in zahlreichen kommerziell erhältlichen Ergänzungsmitteln enthalten sind. Diese Nahrungsergänzungsmittel sind oft in Pulver-, Pellet- oder flüssiger Form erhältlich und können leicht dem Futter beigemischt werden. Bei der Dosierung ist es wichtig, die Empfehlungen des Herstellers zu beachten und gegebenenfalls einen Tierarzt zu konsultieren, um die optimale Menge für das spezifische Pferd zu bestimmen. Bei der Verliebensführung dieser Ergänzungsmittel sollte auch die allgemeine Ernährung und die körperliche Verfassung des Pferdes berücksichtigt werden. Ein stufenweiser Ansatz bei der Einführung von Glucosamin und Chondroitin kann helfen, etwaige unerwünschte Wirkungen zu minimieren und die Verträglichkeit zu überwachen.

Es gibt jedoch auch kritische Stimmen und Bedenken hinsichtlich der Wirksamkeit und Sicherheit von Glucosamin- und Chondroitin-Ergänzungen. Obwohl viele Anwender positive Ergebnisse berichten, variiert die wissenschaftliche Beweislage. Einige Studien haben keine signifikanten Verbesserungen in der Gelenkgesundheit bei mit diesen Ergänzungen behandelten Pferden festgestellt, während andere begrenzte Vorteile zeigten. Ein weiterer wichtiger Aspekt ist die Qualität und Reinheit der verfügbaren Produkte. Da Nahrungsergänzungsmittel weniger streng reguliert sind als verschreibungspflichtige Medikamente, können die Inhaltsstoffe und deren Konzentrationen zwischen verschiedenen Produkten stark variieren. Daher ist es entscheidend, Produkte von vertrauenswürdigen Herstellern zu wählen, die eine transparente und unabhängige Prüfung ihrer Produkte anbieten.

Neben den erwähnten wissenschaftlichen und praktischen Aspekten gibt es auch wirtschaftliche Überlegungen. Die Kosten für eine kontinuierliche Supplementierung mit Glucosamin und Chondroitin können erheblich sein, besonders bei Pferden, die langfristig auf diese Mittel angewiesen sind. Daher ist es sinnvoll, die Wirksamkeit der Behandlung regelmäßig zu überprüfen und zu bewerten, ob die Investition in diese Ergänzungsmittel gerechtfertigt ist. Ein strukturiertes Monitoring der Gelenkgesundheit durch regelmäßige tierärztliche Untersuchungen und Beobachtungen der

Bewegung und des Wohlbefindens des Pferdes kann dabei helfen, fundierte Entscheidungen zu treffen.

Zusammenfassend lässt sich sagen, dass Glucosamin und Chondroitin potenziell nützliche Ergänzungsmittel für die Förderung und Erhaltung der Gelenkgesundheit bei Pferden sind. Ihre Anwendung sollte jedoch sorgfältig und unter Berücksichtigung individueller Bedürfnisse und Bedingungen erfolgen. Die wissenschaftliche Basis ist vielversprechend, aber nicht einstimmig, und es ist wichtig, mit realistischen Erwartungen an die Effekte der Supplementierung heranzugehen. Letztendlich sollten Pferdebesitzer eng mit Tierärzten zusammenarbeiten, um die beste Versorgungsstrategie für ihre Tiere zu entwickeln.

Natürliche Alternativen zur Schmerzlinderung

Pferde sind majestätische Tiere, die für ihre Geschwindigkeit, Kraft und Ausdauer bekannt sind. Doch wie alle Lebewesen können auch sie unter Gelenkschmerzen leiden, sei es aufgrund von Verletzungen, altersbedingten Beschwerden oder intensiver Belastung. Traditionelle medikamentöse Behandlungen bieten oft rasche Linderung, doch viele Pferdebesitzer suchen nach natürlichen Alternativen zur

Schmerzlinderung, um die langfristige Gesundheit und das Wohlbefinden ihrer Tiere sicherzustellen.

Eine der am häufigsten genutzten natürlichen Substanzen zur Linderung von Gelenkschmerzen bei Pferden ist Teufelskralle. Teufelskralle, wissenschaftlich als Harpagophytum procumbens bekannt, stammt aus dem südlichen Afrika und ist für ihre entzündungshemmenden und schmerzlindernden Eigenschaften berühmt. Sie enthält Komponenten wie Harpagosid, die entzündungshemmend wirken und die Produktion von entzündungsfördernden Enzymen im Körper hemmen. Teufelskralle kann in Form von Pulver oder Extrakten zur Nahrung des Pferdes hinzugefügt werden und hat sich bei der Behandlung von Arthritis und anderen entzündlichen Erkrankungen bewährt. Es ist jedoch ratsam, vor der Verabreichung die Dosis mit einem Tierarzt zu besprechen, da eine übermäßige Einnahme zu Magenbeschwerden führen kann.

Eine weitere wirkungsvolle natürliche Schmerztherapie für Pferde sind ätherische Öle. Insbesondere Öle wie Eukalyptus, Pfefferminze und Lavendel sind für ihre entspannenden und entzündungshemmenden Eigenschaften bekannt. Diese können äußerlich auf die betroffenen Gelenkbereiche aufgetragen werden, um eine Linderung zu erzielen. Wichtig ist dabei die richtige Verdünnung, um Hautreizungen zu vermeiden. Eine Mischung aus diesen Ölen mit einem Trägeröl wie Kokosnuss- oder Olivenöl kann auf das betroffene Gelenk einmassiert werden und fördert sowohl die Durchblutung als auch die Entspannung der Muskeln und Gelenke.

Ingwer und Kurkuma sind weitere kraftvolle natürliche Entzündungshemmer, die vielfach in der Ernährung von Menschen Anwendung finden und auch für Pferde von großem Nutzen sein können. Sowohl Ingwer als auch Kurkuma enthalten wirksame Phytochemikalien – Gingerol im Ingwer und Curcumin im Kurkuma. Beide Stoffe sind dafür bekannt, entzündliche Prozesse im Körper zu hemmen und Schmerzen zu lindern. Sie können als Pulver in das tägliche Futter des Pferdes gemischt werden. Es ist jedoch zu beachten, dass Curcumin eine geringe Bioverfügbarkeit hat, weshalb es oft mit Pfeffer kombiniert wird, der Piperin enthält und die Aufnahme von Curcumin im Körper verbessert.

Kollagen-Hydrolysat ist eine weitere natürliche Substanz, die die Gelenkgesundheit fördern kann. Kollagen ist ein Hauptbestandteil des Knorpels, und Kollagen-Hydrolysat kann helfen, die Regeneration des Knorpelgewebes zu unterstützen und somit zur Linderung von Gelenkschmerzen beizutragen. Es gilt als besonders nützlich bei Pferden, die an degenerativen Gelenkerkrankungen leiden oder nach Verletzungen ihre Gelenkfunktion verbessern möchten.

Ein oft übersehener, aber sehr wirkungsvoller Ansatz zur natürlichen Schmerzlinderung ist die Akupunktur. Diese Behandlungsmethode der traditionellen chinesischen Medizin basiert auf der Stimulation spezifischer Akupunkturpunkte mittels dünner Nadeln, um den Energiefluss im Körper zu harmonisieren und Schmerzen zu lindern. Akupunktur kann nicht nur die Schmerzempfindlichkeit verringern, sondern auch die Heilung fördern und die allgemeine Beweglichkeit verbessern. Tierärzte oder spezialisierte Akupunkteure, die auf die Behandlung von Pferden geschult sind, können eine maßgeschneiderte Therapie anbieten, die individuell auf die Bedürfnisse des Pferdes abgestimmt ist.

Darüber hinaus kann auch die Magnetfeldtherapie zur Schmerzlinderung beitragen. Diese Methode nutzt elektromagnetische Felder, um die Zellaktivität zu erhöhen, die Durchblutung zu verbessern und entzündliche Prozesse zu reduzieren. Magnetfeldtherapiegeräte sind speziell für Pferde entwickelt worden und können auf schmerzende Gelenke angewendet werden, um langfristige Linderung zu erreichen.

Auch Weidenrinde, die natürliche Vorstufe von Aspirin, wird oft zur Schmerztherapie bei Pferden verwendet. Die in der Weidenrinde enthaltene Salicylsäure wirkt entzündungshemmend und schmerzlindernd und kann bei akuten Schmerzen eingesetzt werden.

Letztlich ist die Schmerzlinderung für Pferde eine vielschichtige Aufgabe, die eine individuelle Herangehensweise erfordert. Neben der richtigen Dosierung und Anwendung dieser natürlichen Heilmittel ist es essenziell, das Pferd ganzheitlich zu betrachten und Faktoren wie Lebensstil, Bewegung und Ernährung in den Behandlungsplan mit einzubeziehen. Eine ausgewogene Ernährung, regelmäßige und angemessene Bewegung sowie eine stressfreie Umgebung sind grundlegende Faktoren, die das Wohlbefinden und die Gelenkgesundheit des Pferdes unterstützen können. Ein kontinuierlicher Dialog mit einem erfahrenen Tierarzt kann dazu beitragen, die bestmögliche Betreuung und Schmerzlinderung für Ihr Pferd sicherzustellen.

Präventive Ansätze zur Erhaltung der Mobilität

Die Mobilität eines Pferdes ist entscheidend für seine allgemeine Gesundheit und Leistungsfähigkeit. Präventive

Ansätze zur Erhaltung dieser Mobilität stellen sicher, dass das Pferd nicht nur heute, sondern auch in Zukunft vital und beweglich bleibt. Dieser Prozess erfordert eine sorgfältige Überwachung, eine ausgewogene Ernährung und gezielte Trainingsmethoden. Schließlich ist der Erhalt der Gelenkgesundheit und Funktionalität wesentlich, um zukünftige Probleme zu vermeiden.

Eine ausgewogene Ernährung bildet die Grundlage für die Mobilität eines Pferdes. Pferde, die an Mangelerscheinungen leiden, haben oft auch Probleme mit den Gelenken. Eine Fütterung, die reich an Vitaminen und Mineralstoffen ist, hilft bei der Unterstützung der Knorpelgesundheit und der Produktion von Gelenkflüssigkeit. Kalzium und Phosphor sind wichtig für die Knochengesundheit, wohingegen Vitamine C und E antioxidative Eigenschaften haben und Entzündungen reduzieren können. Ein Mangel an diesen Nährstoffen kann zu einer Verschlechterung der Gelenkstruktur führen.

Neben der Ernährung sind Nahrungsergänzungsmittel ein essenzieller Teil des präventiven Ansatzes. Chondroitinsulfat und Glucosamin sind zwei häufig genutzte Ergänzungen, die die Gesundheit von Gelenkknorpeln fördern. Sie unterstützen die Bildung und Reparatur von Knorpelgewebe und können helfen, die Reibung zwischen den

Gelenken zu minimieren. Hyaluronsäure ist ein weiteres wichtiges Nahrungsergänzungsmittel, das die Gelenkflüssigkeit verbessert und somit die Beweglichkeit erhöht.

Training und Bewegung sind ebenso entscheidend. Regelmäßige, moderate Bewegung hilft dabei, die Gelenke in Bewegung zu halten und die Muskeln um die Gelenke herum zu stärken. Dies bietet stabile Unterstützung und mindert die Belastung der Gelenke selbst. Doch hier ist das richtige Maß entscheidend: Übermäßiges Training oder plötzliche, intensive Belastungen können zu Schädigungen und Abnutzungen führen. Es ist daher wichtig, Trainingspläne individuell an das Pferd anzupassen, um eine Überbeanspruchung zu vermeiden.

Der Aufenthaltsort und das Gehege haben ebenfalls einen erheblichen Einfluss auf die Mobilität eines Pferdes. Ein Stall, der genügend Platz bietet und gut belüftet ist, minimiert das Risiko von Atemwegserkrankungen und Allergien, die wiederum indirekt die Beweglichkeit beeinträchtigen können. Der Untergrund, auf dem das Pferd läuft, sollte ebenfalls sorgfältig gewählt werden. Ein zu harter Untergrund kann zu Gelenkproblemen führen, wohingegen zu weicher Boden die Gelenke nicht ausreichend unterstützt. Weidegänge bieten eine natürliche Möglichkeit, die

Gelenke in Bewegung zu halten und tragen zu einem ausgeglichenen Bewegungsablauf bei.

Der tierärztlichen Kontrolle kommt besondere Bedeutung zu. Regelmäßige Untersuchungen durch einen erfahrenen Tierarzt sorgen dafür, dass mögliche Probleme frühzeitig erkannt und behandelt werden können. Ein Monitoring kann helfen, den Zustand der Gelenke zu bewerten und rechtzeitig präventive Maßnahmen einzuleiten. Dabei spielen sowohl physische Untersuchungen als auch bildgebende Verfahren wie Röntgenaufnahmen und Ultraschalluntersuchungen eine Rolle.

Auch alternative Heilmethoden finden zunehmend Anwendung in der präventiven Pflege der Gelenkgesundheit. Physiotherapie, Akupunktur und Chiropraktik sind Methoden, die dazu beitragen können, Beweglichkeit und Wohlbefinden zu erhalten. Physiotherapeuten können spezielle Übungen und Techniken anpassen, die auf die individuellen Bedürfnisse des Pferdes zugeschnitten sind. Akupunktur und Chiropraktik bieten Möglichkeiten, Blockaden zu lösen und den Energiefluss im Körper zu optimieren, was sich positiv auf die Gelenkgesundheit auswirken kann.

Es sollte zudem darauf geachtet werden, dass das Pferd nicht übergewichtig ist. Übergewicht belastet die Gelenke zusätzlich und kann zu frühzeitigen Verschleißerscheinungen führen. Ein maßvoller Fütterungsplan und regelmäßige Bewegung sind hier der Schlüssel zur Erfolg.

Letztlich spielt auch die emotionale und psychische Gesundheit des Pferdes eine Rolle. Stress und mangelnde soziale Bindungen können zu Verspannungen und anderen Problemen führen, die die Mobilität beeinträchtigen. Eine harmonische Umgebung und soziale Kontakte zu Artgenossen fördern das Wohlbefinden und damit auch die allgemeine Bewegungsfreude des Pferdes.

Die Kombination aus ausgewogener Ernährung, gezielten Nahrungsergänzungsmitteln, regelmäßiger und kontrollierter Bewegung, optimalen Haltungsbedingungen, tierärztlichen Kontrollen und alternativen Heilmethoden stellt sicher, dass die Mobilität eines Pferdes über Jahre hinweg erhalten bleibt. Ein ganzheitlicher Ansatz ist der Schlüssel zur Prävention und trägt maßgeblich dazu bei, dass das Pferd ein langes, gesundes und bewegliches Leben führen kann.

Fallbeispiele erfolgreicher Anwendungen

Marie, eine erfahrene Reiterin aus Niedersachsen, bemerkte vor einigen Jahren, dass ihr Pferd Jasper zunehmend steif wurde und sich nicht mehr so geschmeidig bewegte wie zuvor. Der Wallach, der zuvor durch seine Eleganz und Bewegungsfreude aufgefallen war, machte plötzlich den Eindruck, als kosteten ihn selbst einfache Bewegungen erhebliche Anstrengung. Besorgnis erregte insbesondere das linke Vorderbein, das Jasper beim Gehen immer häufiger entlastete.

Nach eingehender tierärztlicher Untersuchung stellte sich heraus, dass Jasper an beginnender Arthrose litt, einer degenerativen Gelenkerkrankung, die vor allem ältere Pferde betrifft und unbehandelt zu erheblichen Schmerzen und Bewegungseinschränkungen führen kann. Marie entschied sich, einen Weg abseits der konventionellen Behandlung zu suchen. Sie wandte sich an einen auf natürliche Heilmittel spezialisierten Tierheilpraktiker. Bald darauf begann Jasper eine Therapie mit Glucosamin und Chondroitin. Beide Substanzen sind bewährte Nahrungsergänzungsmittel, die für ihre gelenkunterstützenden Eigenschaften bekannt sind.

Durch den regelmäßigen Einsatz von Glucosamin und Chondroitin in Kombination mit weiteren natürlichen

Zusatzstoffen wie MSM (Methylsulfonylmethan) und Hyaluronsäure erzielte Marie erstaunliche Erfolge. Innerhalb weniger Wochen zeigte Jasper spürbare Verbesserungen. Seine Bewegungen wurden flüssiger und die schmerzhafte Schonhaltung ließ nach. Ergänzend dazu setzte Marie auf eine angepasste Bewegungsroutine – sanfte Dehnübungen und moderates Training halfen ebenfalls, die Gelenke zu mobilisieren und schrittweise zu stärken.

Ein weiteres Erfolgsbeispiel bietet der alte Hengst Thunder, der aufgrund langjähriger sportlicher Nutzung an fortgeschrittenen Sehnen- und Bänderverletzungen litt. Sein Besitzer, Thomas, war verzweifelt, nachdem mehrere konventionelle Behandlungsversuche – einschließlich entzündungshemmender Medikamente und Schmerzlinderung durch Kortison – nur temporäre Besserung brachten und langfristig sogar zu einer Verschlechterung des Zustands führten. In seiner Not wandte sich Thomas an einen Tierarzt, der sich auf Phytotherapie spezialisiert hatte. Dieser empfahl eine Kur mit Teufelskralle und Beinwell.

Teufelskralle ist bekannt für ihre starken entzündungshemmenden und schmerzlindernden Eigenschaften. Beinwell hingegen unterstützt die Regeneration von Gewebe und fördert die Heilung von Bänderverletzungen. Nach einigen

Monaten der konsequenten Anwendung und einer strikten Futterumstellung auf ein maßgeschneidertes, nährstoffreiches Diätfutter erlebte Thomas eine überwältigende Verwandlung seines Pferdes. Thunder, der einst stark eingeschränkt und ständig in Schmerzen war, erfreute sich wieder an ausgiebigen Ausritten und zeigte kaum noch Anzeichen seines früheren Leidens.

Helena aus Bayern litt insbesondere darunter, dass ihr Dressurpferd Bella nach intensiven Trainingseinheiten häufig lahmte. Ein gründliches Stückwerk zahlte sich jedoch aus, als sie sich dazu entschloss, eine umfassende Nahrungsergänzungstherapie mit Omega-3-Fettsäuren zu beginnen. Diese Fettsäuren, die auch in Form von hochwertigen Fischölen oder speziellen Leinsamenpräparaten erhältlich sind, haben signifikante entzündungshemmende Effekte und tragen zur Gesundheit der Zellwände bei. Über mehrere Monate hinweg führte Helena präzise Buch über die Fortschritte und stellte fest, dass Bellas Lahmheiten immer seltener wurden und die Stute insgesamt widerstandsfähiger und leistungsfähiger wirkte.

Auch die Deutsche Reitponystute Luna konnte durch gezielte Nahrungsergänzungsmittel vor großem Leiden bewahrt werden. Luna litt an periodischen Gelenkschüben, die sie besonders in kalten Jahreszeiten plagten. Ihre

Besitzer, das Ehepaar Fischer, starteten eine Therapie mit Hagebuttenpulver, das reich an Vitamin C und Bioflavonoiden ist und somit die Entzündungsgespräche im Körper moduliert. Kombiniert mit einer regelmäßigen Verabreichung von Kollagen-Hydrolysat, das die Knorpelstruktur unterstützt, schafften es die Fischers, die Schübe fast vollständig zu eliminieren. Luna konnte wieder beschwerdefrei über die Weiden galoppieren und das Ehepaar war überglücklich, ihrem treuen Begleiter wieder Schmerzfreiheit und Lebensfreude geschenkt zu haben.

Schließlich gibt es da noch den rührenden Fall von Max, einem robusten Kaltblut, das durch eine Verletzung an der Koppel seine Hinterhand stark beschädigt hatte. Die veterinärmedizinischen Ergebnisse waren niederschmetternd, pflanzliche Präparate wie Arnica und Weihrauch und eine spezielle Grünlippmuschel-Diät erwiesen sich als wahre Wunderwaffe gegen die chronische Entzündung und förderten die Regeneration der betroffenen Gelenke und Muskeln. Innerhalb eines Jahres begann Max wieder, voller Kraft und Vitalität Feldarbeiten durchzuführen und seine Besitzer staunten über seine eindrucksvolle Genesung.

All diese Fallbeispiele beweisen, dass gezielte Nahrungsergänzungen und natürliche Heilmittel nicht nur eine

Ergänzung, sondern oft sogar eine überlegene Behandlungsmethode für die Gelenkgesundheit und Mobilität von Pferden sein können. Sie zeigen, dass Empathie, Geduld und eine tiefe Kenntnis natürlicher Heilmethoden einen immensen Unterschied machen und manchmal der Schlüssel zur Wiederherstellung der Lebensfreude unserer geliebten Pferde sind.

11. Haut- und Fellpflege

Wichtige Nährstoffe für Haut und Fell

Die Haut und das Fell eines Pferdes sind nicht nur ein Indikator für die allgemeine Gesundheit, sondern spielen auch eine wesentliche Rolle in der Schutzfunktion des Körpers. Ein glänzendes, glattes Fell und gesunde Haut sind Zeichen dafür, dass das Pferd gut ernährt ist und sich wohlfühlt. Verschiedene Nährstoffe tragen maßgeblich zur Gesundheit von Haut und Fell bei und sind daher unverzichtbar in der Ernährung eines Pferdes. Es ist wichtig, die spezifischen Nährstoffe zu kennen und zu verstehen, wie sie wirken, um gezielt die Pflege und die Erhaltung einer gesunden Haut und eines glänzenden Fells zu unterstützen.

Eines der wichtigsten Nährstoffe ist Biotin, auch bekannt als Vitamin B7 oder Vitamin H. Biotin ist besonders bekannt für seine Rolle in der Gesundheit von Haut, Fell und Hufen. Es fördert das Zellwachstum und das Follikelwachstum und ist daher entscheidend für die Regeneration von Hautzellen und die Bildung von Keratin, einem wesentlichen Protein in Haut und Haaren. Studien haben gezeigt, dass eine regelmäßige Biotin-Ergänzung die Fellqualität verbessern und Haarausfall reduzieren kann. Biotin ist in verschiedenen Futtermitteln wie Hafer, Weizenkeimen und Luzerne enthalten, jedoch kann es sinnvoll sein, eine gezielte Ergänzung zu verwenden, um sicherzustellen, dass das Pferd ausreichend versorgt ist.

Zink ist ein weiteres essentielles Element für die Haut- und Fellgesundheit. Es ist an zahlreichen enzymatischen Reaktionen beteiligt, die das Zellwachstum und die Wundheilung fördern. Zink hilft auch, die Struktur der Zellmembranen zu stabilisieren und schützt die Zellen vor oxidativem Stress. Ein Mangel an Zink kann zu trockener Haut, Haarausfall und einer geschwächten Immunfunktion führen. Zink ist in verschiedenen Futtermitteln wie Weizenkleie, Haferflocken und Sonnenblumenkernen enthalten, aber oft ist eine Ergänzung notwendig, um den Tagesbedarf zu decken, insbesondere bei Pferden mit erhöhtem Bedarf wie trächtigen Stuten und wachsenden Fohlen.

Omega-3- und Omega-6-Fettsäuren sind ebenfalls entscheidend für die Gesundheit von Haut und Fell. Diese essentiellen Fettsäuren helfen, die Entzündungsreaktionen im Körper zu regulieren und die Hautbarriere zu stärken, was zu weniger Juckreiz und Irritationen führt. Omega-3-Fettsäuren sind reichlich in Leinsamen- und Fischöl enthalten, während Omega-6-Fettsäuren in pflanzlichen Ölen wie Mais- und Sojaöl vorkommen. Ein ausgewogenes Verhältnis dieser Fettsäuren ist wichtig, da ein Übermaß an Omega-6 zu pro-inflammatorischen Prozessen führen kann. Ein tägliches Ergänzen mit hochwertigen Ölen kann dabei helfen, dieses Gleichgewicht zu fördern und die Haut- und Fellgesundheit zu unterstützen.

Vitamin A ist ein weiteres essentielles Vitamin, das eine zentrale Rolle in der Hautgesundheit spielt. Es ist wichtig für die Zellproliferation und Differenzierung, was für die Reparatur und Regeneration der Haut unerlässlich ist. Vitamin A hilft auch, die Produktion von Talg zu regulieren, einer öligen Substanz, die die Haut und das Fell geschmeidig hält. Ein Mangel an Vitamin A kann zu trockener, schuppiger Haut und einem stumpfen, glanzlosen Fell führen. Karotten, Kürbis und andere orangefarbene Früchte und Gemüse sind hervorragende natürliche Quellen für Vitamin A.

Auch die B-Vitamine, einschließlich Riboflavin (Vitamin B2), Niacin (Vitamin B3) und Pantothensäure (Vitamin B5), tragen zur Gesundheit von Haut und Fell bei. Riboflavin spielt eine Rolle im Energiestoffwechsel und der antioxidativen Abwehr und fördert somit die Gesundheit der Hautzellen. Niacin unterstützt die Durchblutung und den

Hautstoffwechsel, während Pantothensäure wichtig für die Synthese von Coenzym A ist, das im Fettsäuremetabolismus eine Rolle spielt. Diese Vitamine sind in verschiedenen Futtermitteln verfügbar, einschließlich Getreidekörner, grünes Blattgemüse und Hefe.

Antioxidantien wie Vitamin E und Selen sind ebenfalls wichtig für eine gesunde Haut und ein glänzendes Fell. Vitamin E schützt die Zellmembranen vor Schäden durch freie Radikale und unterstützt die Hautintegrität. Selen wirkt synergistisch mit Vitamin E, um die antioxidative Abwehr zu stärken und Entzündungen zu reduzieren. Beide Nährstoffe sind in Weizenkeimen, Hafer und Nüssen enthalten, jedoch kann eine zusätzliche Supplementierung nötig sein, um den optimalen Bedarf insbesondere unter stressigen Bedingungen oder in Phasen erhöhter körperlicher Belastung zu gewährleisten.

Abschließend tragen noch Spurenelemente wie Kupfer und Jod zur Haut- und Fellgesundheit bei. Kupfer ist wichtig für die Synthese von Melanin, dem Pigment, das der Haut und dem Fell ihre Farbe verleiht, und unterstützt die Elastizität und Festigkeit der Hautstrukturen. Jod, essentiell für die Schilddrüsenfunktion, beeinflusst indirekt durch die Regulation des Stoffwechsels die Hautgesundheit und das Wachstum des Fells.

Die Zufuhr dieser wichtigen Nährstoffe kann durch eine ausgewogene Ernährung und gezielte Ergänzungsmittel sichergestellt werden, um die Gesundheit und das Wohlbefinden der Pferde nachhaltig zu unterstützen.

Probleme wie Ekzeme und Dermatitis

Ekzeme und Dermatitis sind häufige Hautprobleme bei Pferden und können sowohl für das Tier als auch für den Besitzer eine erhebliche Belastung darstellen. Beide Erkrankungen führen oft zu Juckreiz, Unbehagen und in einigen Fällen sogar zu Schmerzen. Vor der Betrachtung möglicher Nahrungsergänzungen und natürlicher Heilmittel ist es wichtig, die Ursachen, Symptome und präventiven Maßnahmen zu verstehen.

Ekzeme, auch als Ekzematosen bezeichnet, sind entzündliche Hauterkrankungen, die durch eine Vielzahl exogener und endogener Faktoren ausgelöst werden können. Typische Auslöser sind Parasiten, Pollen, Nahrungsmittelunverträglichkeiten oder Kontaktallergene. Ein bekanntes Beispiel für ein Ekzem bei Pferden ist das Sommerekzem, das durch Gnitzen oder Kriebelmücken (Culicoides spp.) verursacht wird. Diese Insektenstiche lösen eine allergische Reaktion aus, die zu starkem Juckreiz und nachfolgendem Kratzen führt. Die betroffenen Hautstellen sind oft geschwollen, gerötet und können aufgrund des ständigen Scheuerns und Kratzens zu offenen Wunden und Sekundärinfektionen führen.

Dermatitis bei Pferden hat ähnliche Symptome und kann durch bakterielle oder pilzbedingte Infektionen, Parasiten, physikalische oder chemische Reize ausgelöst werden. Ein klassisches Beispiel ist die Mauke, eine Form der Dermatitis, die häufig an den Fesselbereichen auftritt. Sie entsteht oft bei feuchten und schlammigen Bedingungen und kann durch eine Kombination aus Pilzen, Bakterien und Hautreaktionen auf Reizstoffe verursacht werden.

Die präventive Pflege und Behandlung dieser Probleme beginnt mit der korrekten Diagnose. Ein tierärztliches Konsil ist unerlässlich, um die genaue Ursache zu bestimmen, da unterschiedliche Erreger oder Allergene spezialisierte Behandlungsansätze erfordern.

Sobald die Diagnose gestellt ist, können eine Reihe von Ernährungssupplementen und natürlichen Heilmitteln zum Einsatz kommen. Omega-3- und Omega-6-Fettsäuren aus

Fischöl oder Leinsamenöl haben sich als besonders hilfreich zur Unterstützung der Hautgesundheit erwiesen. Diese essentiellen Fettsäuren besitzen entzündungshemmende Eigenschaften und fördern den Aufbau einer gesunden Hautbarriere. Ebenso wichtig ist eine ausgewogene Ernährung, die reich an Vitaminen und Mineralstoffen ist. Zink und Biotin beispielsweise spielen eine essentielle Rolle in der Haut- und Haargesundheit und können die Regeneration der Haut fördern.

Kräuter werden schon lange in der Naturmedizin verwendet und können auch hier unterstützend wirken. Brennnessel und Klettenwurzel haben reinigende Eigenschaften und unterstützen die Entgiftung des Körpers, was sich positiv auf die Hautgesundheit auswirken kann. Ringelblumen und Kamille besitzen entzündungshemmende und beruhigende Eigenschaften und können bei der äußerlichen Behandlung von betroffenen Hautstellen helfen.

Für die äußere Behandlung gibt es ebenfalls zahlreiche natürliche Lösungen. Häufig werden Salben und Lotionen mit Aloe Vera, Teebaumöl oder Calendula eingesetzt. Aloe Vera spendet Feuchtigkeit und beschleunigt die Heilung kleinerer Hautverletzungen, während Teebaumöl durch seine antimikrobiellen Eigenschaften Schutz vor

Sekundärinfektionen bieten kann. Calendula, bekannt für ihre beruhigende Wirkung, hilft bei der Linderung von Entzündungen und Juckreiz.

Ein weiteres bewährtes Hausmittel ist die Anwendung von Apfelessig. Gemischt mit Wasser und als auftragbare Lösung verwendet, kann Apfelessig das Hautmilieu leicht ansäuern, was das Wachstum von pathogenen Mikroorganismen hemmt. Zudem hat er adstringierende Eigenschaften, die die Haut beruhigen und Entzündungen lindern können.

Bei der Prävention und Behandlung von Ekzemen und Dermatitis ist auch eine regelmäßige Fellpflege essentiell. Ein sauberes und trockenes Umfeld minimiert das Risiko einer Hauterkrankung. Insbesondere bei Pferden, die zu allergischen Reaktionen neigen, sollte man Augenmerk auf die Sauberkeit und Beschaffenheit ihrer Umwelt legen. Saubere Einstreu, regelmäßiges Abspritzen und Bürsten sowie der Schutz vor Mücken- und Insektenstichen sind hierbei maßgeblich.

Zusammenfassend kann gesagt werden, dass die Kombination aus korrekter Ernährung, natürlicher Hautpflege und einem sauberen, trockenen Lebensraum erheblich zur Vermeidung und Behandlung von Ekzemen und Dermatitis bei Pferden beitragen kann. Es ist jedoch stets ratsam, den Rat eines Tierarztes einzuholen, um eine maßgeschneiderte und effektive Behandlungsstrategie zu entwickeln. Durch präventive Maßnahmen und frühzeitige Interventionen können die Auswirkungen dieser Hauterkrankungen auf das Wohlbefinden des Pferdes erheblich reduziert werden.

Natürliche Behandlungen für Hautprobleme

Hautprobleme bei Pferden sind nicht nur lästig, sondern können auch das Wohlbefinden und die Leistungsfähigkeit des Tieres erheblich beeinträchtigen. Viele Pferdehalter greifen daher zu natürlichen Behandlungen, die schonend und oft ebenso effektiv wie konventionelle Methoden sind.

Eine der häufigsten Ursachen für Hautprobleme bei Pferden ist das Sommerekzem, eine allergische Reaktion auf Insektenstiche, meist von Kriebelmücken. Betroffene Pferde leiden unter extremem Juckreiz, was zu starken Hautschäden durch ständiges Scheuern führen kann. Eine natürliche Behandlungsmethode, die sich bewährt hat, ist die Anwendung von Aloe-vera-Gel. Aloe vera ist für ihre entzündungshemmenden und feuchtigkeitsspendenden Eigenschaften bekannt. Das Gel der Pflanze kann direkt auf die betroffenen Hautstellen aufgetragen werden und lindert den Juckreiz, kühlt und unterstützt die Heilung der geschädigten Haut.

Neben Aloe vera ist auch die Ringelblume (Calendula) ein wertvolles Heilmittel bei Hautproblemen. Ihre Blüten enthalten Wirkstoffe, die entzündungshemmend, wundheilend und antibakteriell wirken. Eine selbst hergestellte Ringelblumensalbe kann wunderbare Dienste leisten. Um eine solche Salbe herzustellen, werden die Blütenblätter in Olivenöl eingelegt und mehrere Wochen an einem warmen Ort ziehen gelassen. Das Öl wird anschließend abgeseiht und mit Bienenwachs vermischt, um eine streichfähige Konsistenz zu erhalten. Diese Salbe kann auf wunde Stellen, Kratzer und Hautreizungen aufgetragen werden.

Teebaumöl ist ein weiteres natürliches Heilmittel, das antiseptische, antifungale und entzündungshemmende Eigenschaften besitzt. Besonders bei bakteriellen Infektionen der Haut, wie z.B. bei Mauke, kann Teebaumöl hilfreich sein. Es ist jedoch wichtig, das Öl immer verdünnt anzuwenden, um Hautreizungen zu vermeiden. Eine Mischung aus wenigen Tropfen Teebaumöl und einem Trägeröl wie Kokosöl kann regelmäßig auf die betroffenen Stellen aufgetragen werden. Kokosöl selbst hat zudem antibakterielle und feuchtigkeitsspendende Eigenschaften, was die Wirksamkeit der Behandlung weiter unterstützt.

Ein bewährtes Hausmittel bei Hautproblemen ist auch die Anwendung von Apfelessig. Apfelessig hat neben seiner antibakteriellen Wirkung den Vorteil, dass er das Säure-Basen-Gleichgewicht der Haut wiederherstellen kann. Er kann im Verhältnis 1:1 mit Wasser verdünnt und als Spray auf die betroffene Haut aufgetragen werden. Bei Pilzinfektionen oder allgemein juckenden Hautstellen wirkt eine Apfelessig-Lösung oft schnell beruhigend.

Für Pferde, die unter trockener und schuppiger Haut leiden, bietet sich die innerliche Verabreichung von Leinsamen an. Leinsamen sind reich an Alpha-Linolensäure, einer essenziellen Omega-3-Fettsäure, die entzündungshemmend wirkt und die Hautgesundheit unterstützt. Die Samen können geschrotet und dem Futter beigefügt werden. Alternativ eignet sich auch Leinöl, das leicht verdaulich ist und die Haut von innen heraus nährt.

Heilerde ist ein weiteres natürlicher Heilmittel. Ihre mineralischen Bestandteile helfen, Giftstoffe zu binden und Entzündungen zu lindern. Eine äußerliche Anwendung erfolgt in Form einer Paste, die aus Heilerde und Wasser angerührt und auf die Haut aufgetragen wird. Nach dem Trocknen kann die Erde einfach wieder abgewaschen werden. Diese Behandlung ist besonders bei nässenden Wunden und gereizter Haut, die Erholung braucht, sehr hilfreich.

Ein uraltes Hausmittel, das auch heute noch Anwendung findet, ist der Einsatz von Honig. Besonders Manuka-Honig ist aufgrund seiner starken antibakteriellen Wirkung beliebt. Er unterstützt die Wundheilung, wirkt entzündungshemmend und spendet Feuchtigkeit, wodurch das Hautbild verbessert wird. Manuka-Honig kann direkt auf Hautwunden und gereizte Stellen aufgetragen werden und bietet zudem einen Schutz vor Infektionen.

Um Hautprobleme nachhaltig zu behandeln, ist es auch wichtig, die Fütterung anzupassen und auf eine ausreichende Versorgung mit Vitaminen und Mineralstoffen zu achten. Ein Mangel an Zink, Biotin und Vitamin E kann zu Hautproblemen führen. Diese Stoffe können entweder über natürliche Lebensmittelquellen oder spezielle Ergänzungsmittel zugeführt werden. Bierhefe ist zum Beispiel eine natürliche Quelle für Biotin und andere b-Vitamine und unterstützt nicht nur die Hauthygiene, sondern auch das Hufwachstum.

Abschließend sei erwähnt, dass die Natur eine Vielzahl an Möglichkeiten bietet, Hautprobleme sanft und effektiv zu behandeln. Die beste Therapie ist jedoch immer, die Ursache der Probleme zu beheben und das Immunsystem des Pferdes zu stärken. Eine ausgewogene Ernährung, artgerechte Haltung und Pflege sowie regelmäßige tierärztliche Kontrollen sind die besten Maßnahmen, um Hautproblemen vorzubeugen. Wenn trotz aller Maßnahmen Hautprobleme bestehen bleiben oder sich verschlimmern, ist es ratsam, einen Tierarzt zu Rate zu ziehen, um eine genaue Diagnose und gezielte Behandlung zu gewährleisten.

Pflege des Fells durch Ernährung

Ein gesundes, glänzendes Fell ist mehr als nur ein ästhetischer Aspekt; es ist ein Indikator für das allgemeine Wohlbefinden eines Pferdes. Durch die richtige Ernährung kann die Fellpflege von innen heraus unterstützt und verbessert werden. Eine ausgewogene und nährstoffreiche Ernährung spielt eine entscheidende Rolle bei der Erhaltung der Gesundheit und Schönheit des Pferdefells.

Die Basis einer guten Fellpflege durch Ernährung bildet die Versorgung mit qualitativ hochwertigem Heu und einer ausgewogenen Kraftfuttermischung. Heu liefert Ballaststoffe, Vitamine und Mineralstoffe, die das

Verdauungssystem des Pferdes unterstützen und somit indirekt das Fell positiv beeinflussen. Es ist von essenzieller Bedeutung, dass das Heu von bester Qualität ist, frei von Schimmel und Staub.

Ein wichtiger Nährstoff für die Fellpflege ist Biotin, auch bekannt als Vitamin B7. Biotin ist bekannt für seine positiven Auswirkungen auf Haut, Fell und Hufe. Es spielt eine zentrale Rolle im Zellstoffwechsel und fördert das Wachstum und die Regeneration von Hautzellen und Haaren. Verschiedene Studien haben gezeigt, dass eine tägliche Zufuhr von Biotin über einen Zeitraum von mehreren Monaten die Fellqualität erheblich verbessern kann. Biotin in Futtermittelzusätzen ist häufig in Kombination mit anderen Nährstoffen wie Zink und Methionin erhältlich, die zusammen synergetisch wirken und die Wirkung verstärken.

Zink ist ein weiteres essentielles Spurenelement, das eine Schlüsselrolle bei der Hautgesundheit und der Fellqualität spielt. Eine ausreichende Zinkzufuhr unterstützt die Regeneration der Haut, stärkt das Immunsystem und sorgt dafür, dass das Fell kräftig und glänzend bleibt. Zinkmangel kann zu Schuppenbildung, Haarausfall und Hautentzündungen führen. Es ist daher wichtig, dass das Futter genügend Zink enthält oder bei Bedarf entsprechend ergänzt wird.

Omega-3- und Omega-6-Fettsäuren sind für ihre entzündungshemmenden Eigenschaften und ihre positiven Wirkungen auf Haut und Fell bekannt. Sie unterstützen die Hautbarriere und verhindern das Austrocknen der Haut, was besonders in den Wintermonaten wichtig ist, wenn die Luftfeuchtigkeit niedrig ist und das Fell stärker beansprucht wird. Omega-3- und Omega-6-Fettsäuren kommen in Leinöl, Sojaöl, Fischöl und bestimmten Samen wie Leinsamen und Chiasamen vor. Die richtige Balance zwischen Omega-3- und Omega-6-Fettsäuren ist dabei entscheidend, da ein Ungleichgewicht zu entzündlichen Prozessen im Körper führen kann.

Vitamin E ist ein starkes Antioxidans, das gegen die Schäden freier Radikale schützt und somit die Hautgesundheit und das Fell positiv beeinflussen kann. Es unterstützt die Zellmembranen und fördert die Durchblutung, was wiederum zu einem gesunden, glänzenden Fell beiträgt. Vitamin E ist in vielen pflanzlichen Ölen, Nüssen und Samen enthalten und kann bei Bedarf als ergänzendes Präparat zugeführt werden.

Ein weiterer wichtiger Faktor ist die ausreichende Zufuhr von Protein. Proteine sind die Bausteine des Körpers und für das Wachstum und die Reparatur von Haut und Haaren unerlässlich. Hochwertige Proteinquellen wie Luzerne, Soja oder Hülsenfrüchte sollten daher in einer ausgewogenen Ernährung nicht fehlen. Zu wenig Protein kann zu glanzlosem, brüchigem Fell und schlechtem Haarwachstum führen.

Mineralstoffe wie Kupfer und Selen spielen ebenfalls eine Rolle bei der Fellpflege. Kupfer ist notwendig für die Produktion des Pigments Melanin, das für die Fellfarbe verantwortlich ist. Ein Mangel kann zu einer Verfärbung des Fells führen. Selen hingegen ist ein essentielles Antioxidans und hilft, Zellschäden vorzubeugen, was wiederum zur Gesundheit der Haut und des Fells beiträgt. Eine bedarfsgerechte Ergänzung dieser Spurenelemente über das Futter ist daher ratsam.

Neben der richtigen Fütterung spielt auch die regelmäßige Kontrolle und Pflege des Magen-Darm-Trakts eine wichtige Rolle. Ein gut funktionierendes Verdauungssystem ist die Grundlage für die optimale Nährstoffaufnahme. Probiotika und Präbiotika können hierbei unterstützend wirken, indem sie das Gleichgewicht der Darmflora fördern und die Nährstoffaufnahme verbessern.

Der Hydratationszustand des Pferdes sollte ebenfalls nicht vernachlässigt werden. Ausreichend Wasser ist notwendig, um alle körperlichen Funktionen zu unterstützen, einschließlich der Hautgesundheit. Dehydrierung kann zu trockener Haut und sprödem Fell führen. Deshalb sollte das Pferd jederzeit Zugang zu frischem, sauberem Wasser haben.

Zusätzlich können spezielle Ergänzungsfuttermittel zur Fellpflege gegeben werden. Diese Produkte sind oft speziell formuliert, um das Haut- und Fellbild positiv zu beeinflussen und enthalten eine ausgewogene Mischung der notwendigen Vitamine, Mineralstoffe und Fettsäuren.

Eine gesunde und ausgewogene Ernährung, die alle notwendigen Nährstoffe in ausreichender Menge liefert, ist der Schlüssel zur optimalen Pflege des Pferdefells. Regelmäßige Anpassungen und individuelle Fütterungspläne, die auf die speziellen Bedürfnisse des Pferdes abgestimmt sind, können dabei helfen, das beste Ergebnis zu erzielen und sicherzustellen, dass das Pferd stets in bester Kondition ist.

Spezielle Ergänzungsmittel für Haut und Fell

Die Gesundheit und das Wohlbefinden eines Pferdes spiegeln sich besonders deutlich in der Qualität seiner Haut und seines Fells wider. Ein glänzendes Fell und eine gesunde Haut sind nicht nur optisch ansprechend, sondern auch Zeichen dafür, dass das Pferd gut versorgt und in einem ausgeglichenen Zustand ist. Daher ist es kein Wunder, dass spezielle Ergänzungsmittel für Haut und Fell zunehmend an Bedeutung gewinnen. Diese Produkte zielen darauf ab, die natürlichen Bedürfnisse des tierischen Körpers zu unterstützen und mögliche Mängel auszugleichen.

Ein elementarer Baustein in der Ernährung, der maßgeblich die Haut- und Fellgesundheit beeinflusst, sind die essenziellen Fettsäuren, insbesondere Omega-3- und Omega-6-Fettsäuren. Diese gesunden Fette spielen eine bedeutende Rolle in verschiedenen Stoffwechselprozessen, einschließlich der Zellbildung und -regeneration. Omega-3-Fettsäuren finden sich vorwiegend in Fischöl und Leinsamenöl und haben entzündungshemmende Eigenschaften, die dabei helfen können, Hautirritationen zu verringern. Omega-6-Fettsäuren, wie sie in Sonnenblumenöl und Borretschöl vorkommen, sind wichtig für die Struktur und Barrierefunktion der Haut. Um jedoch ein gesundes Gleichgewicht zu fördern, sollten diese Fette in einem ausgewogenen

Verhältnis angeboten werden. Eine zu hohe Aufnahme von Omega-6-Fettsäuren kann nämlich entzündliche Prozesse im Körper fördern.

Ein weiteres wertvolles Ergänzungsmittel sind Biotin und Zink. Biotin, auch als Vitamin B7 bekannt, spielt eine entscheidende Rolle im Zellstoffwechsel und der Keratinbildung. Keratin ist ein Protein, das den Hauptbestandteil von Haut, Haaren und Hufen bildet. Eine regelmäßige Biotin-Zufuhr kann dazu beitragen, die Fellqualität zu verbessern und das Wachstum neuer Haare zu fördern. Zink wiederum ist ein essentielles Spurenelement, das in zahlreichen biologischen Prozessen eine Rolle spielt, darunter die Zellteilung und der Schutz vor oxidativem Stress. Ein Zinkmangel kann zu Hautproblemen wie Schuppenbildung, Haarausfall und schlechter Wundheilung führen. Daher ist eine zinkreiche Ernährung ein wichtiger Bestandteil der Haut- und Fellpflege.

Auch Kollagen-Produkte nehmen eine bedeutende Stellung in der Unterstützung der Haut- und Fellgesundheit ein. Kollagen ist das am häufigsten vorkommende Protein im tierischen Körper und verleiht der Haut ihre Festigkeit und Elastizität. Mit zunehmendem Alter verringert sich jedoch die körpereigene Produktion, wodurch die Haut an

Spannkraft verliert. Spezielle Kollagenpräparate können diesem Prozess entgegenwirken, indem sie die Hautstruktur verbessern und das Fell geschmeidig halten.

Ein oft unterschätztes, aber ebenso wichtiges Ergänzungsmittel ist die Hagebutte. Die Früchte der wilden Rose sind reich an Vitamin C, E und Beta-Carotin. Diese Antioxidantien schützen die Hautzellen vor schädlichen freien Radikalen und tragen zur Kollagensynthese bei. Eine regelmäßige Gabe von Hagebutten kann somit einen positiven Einfluss auf Haut und Fell ausüben, da sie die Regeneration der Haut fördern und das Fell glänzend und gesund halten kann.

Manche Pferde profitieren auch von der Ergänzung mit Seealgenmehl. Dieses natürliche Produkt ist eine hervorragende Quelle für verschiedene Vitamine, Mineralstoffe und Spurenelemente, darunter Jod, Calcium und Magnesium. Jod ist besonders wichtig für die Schilddrüsenfunktion, welche wiederum erheblichen Einfluss auf den Hautstoffwechsel hat. Eine gut funktionierende Schilddrüse sorgt dafür, dass die Haut gesund bleibt und das Fell sein natürliches Glänzen behält.

Ein weiteres wertvolles Nahrungsmittel für die Haut- und Fellpflege sind Bierhefepräparate. Bierhefe ist reich an B-

Vitaminen, Aminosäuren und Mineralstoffen, die den Hautstoffwechsel unterstützen und die Haarstruktur stärken. Sie kann helfen, die Talgproduktion zu regulieren, was insbesondere bei Pferden mit fettigem Fell vorteilhaft ist.

Die Rolle der Antioxidantien kann bei der Diskussion um spezielle Ergänzungsmittel nicht unerwähnt bleiben. Sie bekämpfen die freien Radikale im Körper und tragen zur Gesundheit der Zellen bei. Produkte wie Traubenkernextrakt oder Vitamin-A-Präparate sind reich an solchen Antioxidantien und können helfen, die Haut zu schützen und das Fell zu glänzen.

Insgesamt zeigt sich, dass ein gezielter Einsatz von speziellen Ergänzungsmitteln erheblich zur Verbesserung der Haut- und Fellgesundheit beitragen kann. Dabei ist es jedoch von größter Bedeutung, die Bedürfnisse des individuellen Pferdes zu berücksichtigen und eine Überdosierung zu vermeiden. Eine ausgewogene Ernährung, kombiniert mit sorgfältig ausgewählten Ergänzungsmitteln, kann somit den Weg zu einer gesunden Haut und einem glänzenden Fell ebnen.

12. Auswahl und Bewertung von Ergänzungsmitteln

Kriterien für die Auswahl von Produkten

Eine sorgfältige Auswahl von Nahrungsergänzungsmitteln für Pferde basiert auf einer Vielzahl von Kriterien, die sowohl subjektive als auch objektive Elemente umfassen. Es ist essenziell, nicht nur die aktuellen Bedürfnisse des Tieres, sondern auch dessen allgemeine Gesundheit, Aktivitätsniveau, Alter und mögliche gesundheitliche Probleme zu berücksichtigen.

Ein wichtiger Ausgangspunkt ist die Zusammensetzung des Produkts. Pferde haben, abhängig von ihrer Nutzung und Lebensphase, unterschiedliche Nährstoffbedürfnisse. Beispielsweise benötigen trächtige Stuten eine andere Nährstoffzusammensetzung als ein älteres Pferd oder ein Spitzenathlet. Jeder Nährstoff, der in einem Ergänzungsmittel enthalten ist, sollte eine spezifische Funktion erfüllen und zur Verbesserung der Gesundheit und Leistungsfähigkeit des Pferdes beitragen. Proteine, Vitamine, Mineralien und Aminosäuren sind nur einige der grundlegenden Bestandteile, die in einem hochwertigen Ergänzungsmittel enthalten sein sollten. Es gilt darauf zu achten, dass keine unnötigen Füllstoffe, künstlichen Farbstoffe oder Aromen enthalten sind, die das Produkt für das Pferd weniger nützlich und potenziell schädlich machen könnten.

Neben den Nährstoffen an sich ist die Bioverfügbarkeit ein entscheidender Faktor. Diese gibt an, wie gut das Pferd die Nährstoffe aus dem Ergänzungsmittel aufnehmen und verwerten kann. Ein qualitativ hochwertiges Produkt zeichnet sich durch Inhaltsstoffe aus, die in einer Form vorliegen, die vom Pferdekörper leicht absorbiert und effizient genutzt werden kann. Beispielsweise sind organische Formen von Mineralien oft besser bioverfügbar als anorganische. Ein Produkt, das wissenschaftlich getestet und auf seine Bioverfügbarkeit hin geprüft wurde, bietet mehr Sicherheit bezüglich seiner Wirksamkeit.

Die Herkunft der Rohstoffe spielt ebenfalls eine Rolle. Idealerweise stammen sie aus kontrolliert biologischem Anbau oder aus nachhaltig bewirtschafteten Quellen. Produkte mit einer transparenten Lieferkette sind vorzuziehen, da sie in der Regel strengen Qualitätskontrollen unterliegen und daher tendenziell sicherer und effizienter sind. Das Vertrauen in einen Hersteller wächst, wenn dieser offenlegt, woher seine Rohstoffe stammen und wie sie verarbeitet werden.

Zertifizierungen und Qualitätssiegel sind ein weiteres wichtiges Kriterium bei der Auswahl von Ergänzungsmitteln. Produkte, die nach strengen Standards hergestellt werden, etwa nach den Vorgaben des GMP (Good Manufacturing Practice) oder anderer renommierter Qualitätssysteme, gewährleisten eine gleichbleibend hohe Qualität. Unabhängige Tests und Zertifikate, etwa durch Organisationen wie die National Animal Supplement Council (NASC), bieten zusätzliche Sicherheit, dass das Produkt den vorgeschriebenen Standards entspricht und frei von Schadstoffen ist.

Ein weiterer Aspekt, den man nicht außer Acht lassen sollte, ist die Dosierung und einfache Anwendung der Produkte. Ein gutes Ergänzungsmittel ermöglicht eine präzise und praktische Dosierung, die leicht an die individuellen Bedürfnisse des Pferdes angepasst werden kann. Produkte, die in Pulverform, als Pellets oder Flüssigkeit angeboten werden, können je nach Vorlieben und Fütterungsgewohnheiten gewählt werden. Dabei sollte auf eine klare, verständliche Dosierempfehlung seitens des Herstellers geachtet werden.

Auch der Preis ist ein entscheidender Faktor bei der Auswahl, darf allerdings nicht auf Kosten der Qualität gehen. Es lohnt sich, Preis und Leistung zu vergleichen und nicht zwangsläufig zu den günstigsten Produkten zu greifen, die möglicherweise geringere Nährstoffdichte oder schlechtere Bioverfügbarkeit bieten. Langfristig kann ein vermeintlich günstiges Produkt teurer werden, wenn es nicht die gewünschten Effekte erzielt oder sogar gesundheitliche Probleme verursacht.

Letztlich spielt auch die Meinung und Erfahrung von Fachleuten eine wichtige Rolle. Konsultationen mit Tierärzten oder Ernährungsberatern, die spezialisiert auf Pferde sind, können wertvolle Einsichten und Empfehlungen geben. Sie können helfen einzuschätzen, welche Produkte wirklich notwendig sind und welche möglicherweise überflüssig. Erfahrungsberichte und Bewertungen anderer Pferdehalter können ebenfalls hilfreich sein, um die Wirksamkeit und Akzeptanz eines Produkts im alltäglichen Gebrauch zu beurteilen.

Zusammengefasst erfordert die Auswahl von Nahrungsergänzungsmitteln für Pferde eine umfassende Betrachtung einer Vielzahl von Aspekten: die Zusammensetzung und Bioverfügbarkeit der Inhaltsstoffe, die Qualität und Herkunft der Rohstoffe, die Zertifizierungen und Qualitätssiegel, die Art der Darreichungsform und Dosierung, das Preis-Leistungs-Verhältnis und nicht zuletzt die

Fachmeinungen und Erfahrungsberichte. Eine informierte und sorgfältige Auswahl kann nicht nur die Gesundheit und Leistungsfähigkeit des Pferdes fördern, sondern auch langfristig zur Zufriedenheit des Pferdehalters beitragen, indem sie eine sinnvolle und effektive Ergänzung zur täglichen Fütterung darstellt.

Lesen und Verstehen von Produktetiketten

Das Lesen und Verstehen von Produktetiketten ist ein wesentlicher Bestandteil, wenn es darum geht, die richtigen Nahrungsergänzungsmittel für Ihr Pferd auszuwählen. Ein tiefes Verständnis der Etiketten kann dabei helfen, die Qualität eines Produkts zu beurteilen und sicherzustellen, dass es den spezifischen Bedürfnissen Ihres Pferdes entspricht. Viele Pferdebesitzer sehen sich bei der Vielzahl an Produkten und den oft schwer verständlichen Informationen auf den Etiketten jedoch vor eine Herausforderung gestellt. Dieser Abschnitt soll Ihnen dabei helfen, die wichtigsten Elemente eines Produktetiketts zu identifizieren und zu interpretieren.

Zunächst einmal ist es entscheidend, die Inhaltsstoffliste genau zu betrachten. Diese Liste gibt Aufschluss über alle Stoffe, die in dem Nahrungsergänzungsmittel enthalten sind. Die Inhaltsstoffe sind in der Regel in absteigender Reihenfolge ihres Anteils im Produkt aufgeführt. Dies bedeutet, dass die zuerst genannten Substanzen in der größten Menge vorhanden sind. Wichtig ist hierbei, nicht nur die Hauptinhaltsstoffe zu berücksichtigen, sondern auch jene in geringeren Mengen. Einige Zusatzstoffe können unerwünschte Nebenwirkungen hervorrufen oder unerwünscht mit anderen Futterbestandteilen reagieren. Achten Sie besonders auf Füllstoffe, Farb- und Konservierungsstoffe, die manchmal unnötig und potenziell schädlich sein können.

Zusätzlich zur Inhaltsstoffliste sollte auch der Nährwertanalyse besondere Aufmerksamkeit geschenkt werden. Diese Analyse gibt Aufschluss über die genaue Zusammensetzung des Produkts in Bezug auf wichtige Nährstoffe wie Vitamine, Mineralien, Proteine und Fette. Besondere Vorsicht ist bei Produkten geboten, die hohe Mengen eines bestimmten Nährstoffs enthalten, da eine Überdosierung schädlich sein kann. Zum Beispiel kann zu viel Selen zu Vergiftungen führen, während ein Übermaß an Kalzium oder Phosphor das Mineralstoffgleichgewicht des Pferdes stören kann. Halten Sie sich an die empfohlenen Dosierungen und konsultieren Sie im Zweifel einen Tierarzt oder Ernährungsberater.

Die Etiketten sollten auch Informationen über die empfohlene tägliche Dosierung enthalten. Diese Dosierungsempfehlungen basieren häufig auf einem Durchschnittspferd mit einem bestimmten Gewicht. Es ist daher wichtig, die spezifischen Bedürfnisse und das Gewicht Ihres Pferdes zu berücksichtigen und gegebenenfalls Anpassungen vorzunehmen. Beachten Sie, dass einige Ergänzungsmittel möglicherweise nur für spezielle Gruppen von Pferden geeignet sind, wie zum Beispiel tragende Stuten, ältere Pferde oder Hochleistungssportpferde.

Ein weiterer wichtiger Aspekt ist die Herkunft und Qualität der Inhaltsstoffe. Häufig informieren Hersteller auf ihren Etiketten darüber, ob die Inhaltsstoffe natürlichen Ursprungs sind oder synthetisch hergestellt wurden. Während natürliche Inhaltsstoffe oft als besser verträglich und sicherer gelten, können synthetische Alternativen manchmal eine höhere Reinheit und Konzentration bieten. Achten Sie auf Angaben zur Herkunft der Rohstoffe und bevorzugen Sie Produkte, die aus kontrolliert biologischem Anbau stammen oder als gentechnikfrei zertifiziert sind.

Da Nahrungsergänzungsmittel auch von verschiedenen Institutionen zertifiziert werden können, lohnt es sich, nach entsprechenden Siegeln und Zertifikaten Ausschau zu halten. Diese können Hinweise auf die Qualität und Sicherheit des Produkts geben. Beispiele für solche Zertifikate sind GMP (Good Manufacturing Practice), das NSF-Siegel oder BIO-Zertifikate. Produkte, die diese Zertifikate tragen, haben bestimmte Qualitätskontrollen durchlaufen und entsprechen den festgelegten Standards.

Ein weiteres Detail, das Sie auf dem Produktetikett finden können, ist die Haltbarkeitsdauer. Diese Information ist wichtig, da Nahrungsergänzungsmittel ihre Wirksamkeit durch den Zerfall aktiver Inhaltsstoffe verlieren können, was ihre Effektivität mindert. Achten Sie darauf, keine Produkte zu kaufen oder zu verwenden, deren Haltbarkeitsdatum überschritten ist. Lagern Sie die Ergänzungsmittel zudem gemäß den Anweisungen, um ihre Wirksamkeit bestmöglich zu erhalten.

Abschließend kann es hilfreich sein, die Angaben zur Herstellung und dem Hersteller selbst zu prüfen. Seriöse Hersteller geben auf ihren Etiketten oft genaue Informationen zu ihrem Unternehmen und ihrer Produktionsweise an. Dazu können Details zur Qualitätssicherung und ethischen Herstellung gehören. Ein transparentes Unternehmen mit hoher Glaubwürdigkeit wird keine Mühe scheuen, seine Kunden umfassend zu informieren.

Ein tieferes Verständnis der Etiketten von Nahrungsergänzungsmitteln bedeutet, dass Sie informierte Entscheidungen für die Gesundheit und das Wohlbefinden Ihres Pferdes treffen können. Dies schützt nicht nur Ihr Pferd vor potenziellen Schäden durch minderwertige Produkte, sondern ermöglicht auch eine gezielte und effektive Ergänzung der Ernährung Ihres Tieres. Durch sorgfältiges Lesen und Verstehen der Produktetiketten tragen Sie maßgeblich zur Förderung eines gesunden und ausgewogenen Lebensstils Ihres Pferdes bei.

Empfehlungen für vertrauenswürdige Marken

In der sich ständig weiterentwickelnden Welt der Nahrungsergänzungsmittel für Pferde ist die Auswahl der richtigen Produkte von entscheidender Bedeutung. Die Qualität der Ergänzungsmittel kann direkte Auswirkungen auf die Gesundheit und Leistungsfähigkeit unserer vierbeinigen Freunde haben. Daher ist es unerlässlich, vertrauenswürdige Marken zu identifizieren und diesen den Vorzug zu geben. Doch woran erkennt man vertrauenswürdige Hersteller und ihre Produkte? Eine Vielzahl von Faktoren trägt zur Vertrauenswürdigkeit einer Marke bei, darunter transparente Herstellungsverfahren, wissenschaftlich fundierte

Formulierungen, unabhängige Prüfungen und positive Kundenbewertungen.

Ein erster und entscheidender Schritt bei der Auswahl vertrauenswürdiger Marken ist die Transparenz in Bezug auf die Herstellungsverfahren und -standards. Seriöse Unternehmen legen großen Wert darauf, ihre Produktionsmethoden offen zu legen. Dies umfasst Details wie die Herkunft der Rohstoffe, die genauen Herstellungsverfahren und die angewandten Qualitätskontrollen. Marken, die stolz auf ihre Produkte sind, bieten in der Regel ausführliche Informationen darüber an. Sie scheuen sich nicht, über die Herkunft ihrer Zutaten und die Schritte, die sie zur Sicherstellung der Reinheit und Qualität unternehmen, zu berichten. Transparenz ist ein Kennzeichen für Seriosität und Vertrauen.

Ein weiterer Aspekt, den man in Betracht ziehen sollte, ist die wissenschaftliche Fundierung der Produktformulierungen. Vertrauenswürdige Marken arbeiten oft mit Tierärzten, Ernährungswissenschaftlern und anderen Fachleuten zusammen, um sicherzustellen, dass ihre Produkte auf dem neuesten Stand der Wissenschaft basieren. Sie investieren in Forschung und Entwicklung, um die Wirksamkeit und Sicherheit ihrer Nahrungsergänzungsmittel zu gewährleisten. Solche Unternehmen sind in der Lage, wissenschaftliche Studien und Daten zur Unterstützung der Wirksamkeit ihrer Produkte vorzulegen. Marken, die auf wissenschaftlicher Basis arbeiten, haben in der Regel den Vorteil, dass ihre Produkte nicht nur den aktuellen ernährungsphysiologischen Anforderungen entsprechen, sondern auch kontinuierlich weiterentwickelt werden, um den neuesten Erkenntnissen und Entwicklungen in der Pferdeernährung gerecht zu werden.

Die Durchführung unabhängiger Prüfungen und Zertifizierungen ist ebenfalls ein Indikator für die Vertrauenswürdigkeit einer Marke. Unabhängige Labortests und Zertifikate von anerkannten Drittorganisationen bieten zusätzliche Sicherheit und Glaubwürdigkeit. Solche Prüfungen stellen sicher, dass die Produkte frei von Verunreinigungen und Schadstoffen sind und dass die Nährstoffangaben auf den Etiketten korrekt sind. Beispielsweise sind Zertifizierungen wie das Gütesiegel der National Animal Supplement Council (NASC) oder GMP-Zertifizierungen (Good Manufacturing Practices) wichtige Indikatoren für hochwertige Produkte. Diese Zertifikate gewähren den Käufern ein zusätzliches Maß an Sicherheit, dass sie ihren Pferden nur die besten und gesundheitlich unbedenklichen Ergänzungen zuführen.

Kundenbewertungen und Erfahrungsberichte sind ebenfalls ein hilfreicher Anhaltspunkt bei der Auswahl vertrauenswürdiger Marken. Erfahrungsberichte und Feedback von anderen Pferdehaltern können wertvolle Einsichten und Empfehlungen bieten. Positive Bewertungen und Referenzen deuten darauf hin, dass die Produkte tatsächlich wirken und von anderen Pferdehaltern geschätzt werden. Es ist jedoch wichtig, Bewertungen aus verschiedenen Quellen zu beziehen und diese kritisch zu hinterfragen. Eine Vielzahl an positiven Rückmeldungen kann dabei helfen, die Glaubwürdigkeit der Bewertungen besser einschätzen zu können.

Ein weiteres Merkmal vertrauenswürdiger Marken ist ihr Engagement im Kundenservice und ihre Bereitschaft, bei Fragen und Problemen Unterstützung zu bieten. Unternehmen, die auf den ehrlichen Dialog mit ihren Kunden setzen, sind in der Regel glaubwürdiger. Ein guter Kundenservice, der kompetent und schnell auf Anfragen reagiert, ist ein Zeichen dafür, dass die Marke hinter ihren Produkten steht und die Zufriedenheit ihrer Kunden ernst nimmt. Dies umfasst auch die Rückgabe- und Garantiebedingungen, die fair und kundenorientiert gestaltet sein sollten.

Sollten Unsicherheiten bestehen, kann es auch hilfreich sein, einen Tierarzt oder einen Futterberater zu konsultieren. Diese Experten haben oft umfassende Erfahrungen mit verschiedenen Nahrungsergänzungsmitteln und können fundierte Empfehlungen aussprechen. Fachleute können helfen, die Bedürfnisse und gesundheitlichen Anforderungen des Pferdes besser zu verstehen und dadurch die Auswahl geeigneter Nahrungsergänzungsmittel zu erleichtern.

Zusammenfassend lässt sich sagen, dass die Auswahl und Bewertung vertrauenswürdiger Marken eine umfassende Betrachtung verschiedener Faktoren erfordert. Transparente Herstellungsverfahren, wissenschaftliche Fundierung, unabhängige Prüfungen, positive Kundenbewertungen und guter Kundenservice spielen alle eine zentrale Rolle bei der Identifizierung qualitativ hochwertiger Produkte. Es lohnt sich, Zeit und Mühe in die Recherche zu investieren, um die bestmöglichen Produkte für die Gesundheit und das Wohlbefinden der Pferde auszuwählen. Durch eine sorgfältige Auswahl und kritische Bewertung der angebotenen Nahrungsergänzungsmittel kann man sicherstellen, dass die Pferde die besten Voraussetzungen für ein gesundes und aktives Leben haben.

Überwachung der Wirkungen und Anpassungen

Die Überwachung der Wirkungen und Anpassungen von Nahrungsergänzungsmitteln bei Pferden ist ein unerlässlicher Schritt, um deren Gesundheit und Leistungsfähigkeit kontinuierlich zu gewährleisten. Nachdem ein Ergänzungsmittel in das tägliche Futterregime eines Pferdes aufgenommen wurde, ist es essenziell, die Auswirkungen auf den tierischen Organismus sorgfältig zu beobachten und gegebenenfalls Anpassungen vorzunehmen. Dieser Prozess verlangt nicht nur eine scharfsinnige Beobachtungsgabe, sondern auch ein umfassendes Wissen über die physiologischen Reaktionen und Bedürfnisse eines Pferdes.

Zunächst einmal ist es wichtig, mit einer gründlichen Baseline aufzuwarten – das bedeutet, dass der Gesundheitszustand und die Leistungsfähigkeit des Pferdes vor der Einführung des Ergänzungsmittels genau dokumentiert werden sollten. Dies kann durch eine detaillierte körperliche Untersuchung durch einen Tierarzt, Bluttests und eine Analyse der Fütterungsgewohnheiten geschehen. Diese Ausgangsdaten schaffen eine Vergleichsgrundlage, mit der jede Veränderung, sei sie positiv oder negativ, bewertet werden kann. Regelmäßige Kontrollen und Dokumentationen sind äußerst wichtig, da sie helfen, schleichende Veränderungen festzustellen, die im täglichen Umgang möglicherweise unbemerkt bleiben.

Ein zentraler Aspekt der Überwachung ist das Verhalten des Pferdes. Pferde sind empfindliche Kreaturen, deren Verhalten oft einen ersten Hinweis auf gesundheitliche Veränderungen geben kann. Zeigt das Pferd ungewöhnliche Lethargie, Unruhe, Appetitveränderungen oder andere Verhaltensauffälligkeiten, kann dies auf eine negative Reaktion auf das Ergänzungsmittel hinweisen. Ebenso kann eine verbesserte Energie, ein glänzenderes Fell oder eine bessere Ausdauer darauf hindeuten, dass das gewählte Ergänzungsmittel positive Effekte zeigt.

Ein weiteres Beobachtungsfeld ist das Gewicht und der Körperzustand des Pferdes. Ein unangemessener Gewichtsverlust oder -zunahme kann oft ein Indikator dafür sein, dass ein Nahrungsergänzungsmittel entweder zu viel oder zu wenig Nährstoffe liefert. Regelmäßiges Wiegen und die Beurteilung des Körperzustands durch Tastbefunde helfen, solche Veränderungen frühzeitig zu erkennen. Darüber hinaus können speziell entwickelte Körperkonditionsscoring-Systeme verwendet werden, um die Fett- und Muskelverteilung zu beurteilen und so eine objektivere Bewertung zu ermöglichen.

Die Überwachung sollte auch biochemische Blutuntersuchungen umfassen, um mögliche Veränderungen in der inneren Homöostase des Pferdes festzustellen. Bluttests können eine Vielzahl von Parametern wie Elektrolyt- und Mineralstoffspiegel, Organfunktionen (wie Leber- und Nierenfunktion) und Hormonspiegel messen. Diese Werte geben nicht nur Aufschluss über den allgemeinen Gesundheitszustand, sondern können auch spezifische Wirkungen oder Nebenwirkungen von Nahrungsergänzungsmitteln aufdecken. Beispielsweise können erhöhte Leberenzymwerte auf eine Überlastung der Leber durch bestimmte Ergänzungsmittel hinweisen.

Sollten während der Überwachungsphase keine positiven Effekte erkennbar sein oder gar negative Auswirkungen auftreten, ist eine Anpassung der Dosierung oder ein Wechsel des Ergänzungsmittels notwendig. Ein plötzliches Absetzen eines Nahrungsergänzungsmittels kann jedoch ebenso problematisch sein wie eine unsachgemäße Gabe. Daher sollte jede Änderung unter tierärztlicher Aufsicht und mit einer schrittweisen Reduktion oder Anpassung erfolgen, um den tierischen Körper nicht zu überfordern.

Besondere Aufmerksamkeit sollte auch bestimmten Jahreszeiten oder Lebensphasen des Pferdes geschenkt werden.

Während der Wintermonate oder in intensiven Trainingsphasen können die Nährstoffbedürfnisse variieren, und dies sollte bei der Überprüfung und Anpassung der Supplementierung berücksichtigt werden. Ebenso spielen Faktoren wie Alter, Rasse und individuelle Stoffwechselbesonderheiten des Pferdes eine zentrale Rolle bei der Bewertung der Bedürfnisse.

Ein oft unterschätzter Aspekt der Überwachung ist die Rücksprache mit anderen Experten oder Gleichgesinnten. Der Austausch von Erfahrungen und Beobachtungen mit Tierärzten, Ernährungsberatern und anderen Pferdebesitzern kann wertvolle Hinweise und Anregungen bieten. Es ist wichtig, ein Netzwerk von Experten und Erfahrungsquellen zu nutzen, um eine fundierte Entscheidung treffen zu können.

Zum Schluss bleibt festzuhalten, dass die Überwachung der Wirkungen und die Anpassung der Nahrungsergänzungsmittel ein kontinuierlicher und dynamischer Prozess ist, der ein hohes Maß an Aufmerksamkeit und Engagement erfordert. Nur durch eine gründliche und systematische Überwachung kann gewährleistet werden, dass die Gesundheit und Leistungsfähigkeit des Pferdes optimal unterstützt werden und potenzielle Probleme frühzeitig erkannt und behoben werden.

Zukünftige Trends in der Supplementierung

Die Welt der Nahrungsergänzungsmittel für Pferde entwickelt sich ständig weiter. Dank wissenschaftlicher Fortschritte und wachsender Erkenntnisse über die Bedürfnisse unserer Equiden zeichnen sich bereits heute einige zentrale Trends ab, die in den kommenden Jahren die Supplementierung maßgeblich beeinflussen werden. Diese zukünftigen Entwicklungen basieren auf einem tieferen Verständnis der Pferdeernährung, der fortlaufenden Forschung und einer zunehmenden Nachfrage nach natürlicheren und nachhaltigeren Lösungen.

Ein bedeutender Trend ist die verstärkte Anwendung von Pflanzenstoffen und Phytotherapeutika. Diese natürlichen Heilmittel gewinnen an Popularität, da sie oft weniger Nebenwirkungen als synthetische Alternativen haben und das Immunsystem der Tiere auf natürliche Weise unterstützen können. Ingredients wie Kurkuma, Aloe Vera und Ingwer sind bereits bekannt für ihre entzündungshemmenden und antioxidativen Eigenschaften. In Zukunft könnten noch weitere Pflanzeninhaltsstoffe entdeckt und systematisch

erforscht werden, was zu neuen, wirksamen Ergänzungs-
präparaten führen könnte.

Einen weiteren wichtigen Trend stellt die Personalisierung
der Ernährung dar. Ähnlich wie beim Menschen geht der
Trend beim Pferd zu individuell maßgeschneiderten Nahrungsergänzungsmitteln. Basierend auf genetischen Analysen, individuellen Gesundheitsdaten und spezifischen Leistungsanforderungen können maßgeschneiderte Supple-
mentpläne erstellt werden, die exakt auf die Bedürfnisse jedes einzelnen Pferdes abgestimmt sind. Diese individuali-
sierte Herangehensweise verspricht nicht nur eine effizien-
tere Nährstoffversorgung, sondern trägt auch dazu bei, das
Wohlbefinden und die Leistungsfähigkeit der Tiere nachhaltig zu verbessern.

Auch die Rolle der Mikrobiomforschung ist nicht zu unterschätzen. Das Verständnis, wie Darmbakterien die Gesundheit beeinflussen, hat in der Humanmedizin bereits große
Fortschritte gemacht und findet nun zunehmend auch im
Pferdesektor Anwendung. Probiotika und Präbiotika, die
die Darmgesundheit fördern, könnten in Zukunft noch stärker in den Fokus rücken. Eine gesunde Darmflora ist entscheidend für die Verdauung, das Immunsystem und das
allgemeine Wohlbefinden der Pferde. Zukünftige Studien
und Produkte könnten darauf abzielen, das Mikrobiom

gezielt zu unterstützen und so Krankheiten vorzubeugen und die Gesundheit der Tiere zu stärken.

Die zunehmende Bedeutung von Nachhaltigkeit und Umweltbewusstsein beeinflusst ebenfalls die Entwicklung von Nahrungsergänzungsmitteln. Konsumenten und Hersteller legen vermehrt Wert auf umweltfreundliche Produktionsmethoden und nachhaltige Zutaten. Dies umfasst den Einsatz von biologisch angebauten Pflanzen, die Reduktion von Verpackungsmaterialien und die Minimierung des ökologischen Fußabdrucks der Produkte. In diesem Zusammenhang gewinnt auch die Kreislaufwirtschaft an Bedeutung, bei der Abfallprodukte aus der Lebensmittelproduktion oder der Landwirtschaft als hochwertige Ergänzungsmittel verwendet werden. Dies reduziert nicht nur die Abfallmenge, sondern trägt auch zu einer ressourcenschonenden Wirtschaft bei.

Ein weiterer aufkommender Trend zeichnet sich durch die Integration von Technologien wie Blockchain aus, um die Transparenz und Nachverfolgbarkeit von Nahrungsergänzungsmitteln sicherzustellen. Pferdebesitzer können so die Herkunft und Qualität der verwendeten Inhaltsstoffe leichter überprüfen und sicherstellen, dass sie ihren Tieren nur die besten Produkte bieten. Diese Technologie könnte auch helfen, Fälschungen und minderwertige Produkte vom Markt fernzuhalten, was letztlich zu einer höheren Sicherheit und Qualität der verfügbaren Produkte führt.

Auch die Weiterentwicklung von Lieferformen wird die Zukunft der Supplementierung prägen. Neben den bekannten Pulvern und Pellets könnten innovative Darreichungsformen wie transdermale Patches, Gels oder Kapseln an Bedeutung gewinnen. Diese bieten den Vorteil einer optimierten Nährstoffaufnahme, einer leichteren Applikation und einer verbesserten Compliance bei den Tieren.

Abschließend lässt sich sagen, dass die zukünftigen Trends in der Supplementierung für Pferde auf mehreren Ebenen signifikante Veränderungen bringen werden. Fortschritte in der Wissenschaft, das wachsende Gesundheitsbewusstsein der Pferdebesitzer und die Nachfrage nach nachhaltigeren Lösungen treiben diese Entwicklungen voran. Pferdebesitzer und -liebhaber dürften sich auf eine Vielzahl neuer und innovativer Produkte freuen können, die nicht nur die Gesundheit und Leistungsfähigkeit ihrer Tiere unterstützen, sondern auch ökologische und ethische Standards einhalten. Mit einem ethischen und wissenschaftlich fundierten Ansatz in der Supplementierung könnten Pferde in der Zukunft von noch effektiveren und gesundheitsfördernden Innovationen profitieren.